SPIRIT BALANCE
Indie Publishing

Hampi van de Velde

Trance Healing 2

Entwicklung im Übersinnlichen

Umschlag:

Christoph Ganahl, Kommunikation & Design, Bildstein, Austria

Coverfoto:

Samuel Büttler, Photographie, Sarnen

Lektorat, Korrektorat:

Daniela Bernet, Dada Chi, Zofingen, Schweiz

Herstellung und Vertrieb:

tredition GmbH, Hamburg

Verlag:

SPIRIT BALANCE - Indie Publishing, Sarnen

ISBN

Paperback: 978-3-907195-05-5

e-Book: 978-3-907195-06-2

Das Buch

Sie haben bereits die ersten Trance Healing Erfahrungen gesammelt, wollen Ihr Wissen vertiefen und – vor allem – anwenden. Mit diesem zweiten Praxisbuch zum Thema geht die Reise weiter.

Es zeigt auf, wie die Arbeit mit der geistigen Welt Ihr Leben nachhaltig verändert und wie Sie Medialität und Heilfähigkeit erfolgreich praktizieren. Die darin enthaltenen Übungen führen Sie durch verschiedene Trance-Zustände, begleiten Sie in die Welt der Träume und helfen Ihnen, die richtigen Entscheidungen zu treffen. Denn an unseren Entscheidungen hängt unser Leben.

Zudem bietet das Buch viele Informationen und überraschende Erkenntnisse. Es bricht mit starren Strukturen und ermutigt Sie, Ihre Einzigartigkeit anzunehmen und zu leben, statt vorgegebenen Pfaden zu folgen. Entfalten Sie sich, werden Sie, wer Sie wirklich sind und tun Sie, was Sie von Herzen gerne tun möchten.

DER AUTOR

Hampi van de Velde, geboren 1965 in Belgien, aufgewachsen in Davos, lebt mit seiner Familie in Sarnen. Er ist professionelles Heilmedium, spiritueller Coach und international engagierter Ausbilder für Heilmedien. In England und den USA amtet er zudem als Tutor für die ISF (International Spiritualist Federation).

Seine über die Jahre entwickelte spirituelle Vielseitigkeit und sein Wissen, wie man in der heutigen fordernden Zeit die eigenen Bedürfnisse leben und Selbstzufriedenheit finden kann, machen ihn zu einem lesenswerten Autor und besonderen Lehrer.

In seiner Praxis in Sarnen steht er für persönliche spirituelle Coachings und Trance Healing Behandlungen zur Verfügung. Sie können ihn über www.trancehealing.ch kontaktieren.

Hampi van de Velde

Trance Healing 2

Entwicklung im Übersinnlichen

Besuchen Sie mich im Internet:

www.trancehealing.ch.

Inhaltsverzeichnis

EINLEITUNG

Liebe Leserin, lieber Leser

Herzlich willkommen zu Teil 2. Es freut mich sehr, dass Sie wieder mit dabei sind. Wie ist es Ihnen seit der Lektüre von Teil 1 ergangen? Haben sich seitdem einige Dinge in Ihrem Leben verändert? Oder hat sich Ihr Alltag komplett gewandelt?

Manchmal stehen wir völlig neben den Schuhen und leben ein uns fremdes Leben, das weder unserem Wesen noch unseren Träumen entspricht. Das wollen wir natürlich ändern. Aber wir wollen nicht mit Gewalt Mauern einreißen und unter Umständen einen wunderschönen Garten, der sich hinter der Fassade versteckt, mit Schutt und Geröll gleich wieder zuschütten. Bei den meisten Menschen ist keine Komplettsanierung des Lebens erforderlich. Da sind es kleine Veränderungen, die den großen Stein ins Rollen bringen. Wie bei der Frau, die mich kürzlich in meinem Atelier besuchte. Ich nenne sie Barbara. Was natürlich nicht ihr richtiger Name ist.

Barbara rief an und bat mich, ihr zu helfen. Sie fühlte sich alleine und unglücklich. Sie erklärte mir, dass Sie seit langem für eine neue Beziehung bereit ist. Die letzte Beziehung zu einem

Mann war drei Jahre her. Sie versicherte die Trennung verdaut und die Ursachen dafür aufgearbeitet zu haben. Aber unglücklicherweise leide Sie an Beziehungsangst und getraue sich nicht, auf Menschen zuzugehen. Wir vereinbarten einen Termin für ein Trance Healing. Ich hoffte, das würde ihr ein wenig Bodenhaftung und Sicherheit geben.

Barbara ist eine hübsche Frau um die 40, gesprächig und angenehm in ihrer Art. Zum Zeitpunkt unseres Treffens war sie stark auf ihre Ängste fokussiert. Ihre positiven Eigenschaften blendete sie komplett aus. Ihre Angst strahlte regelrecht in die Welt hinaus. Es verwunderte nicht, dass sich kein Mann zu ihr hingezogen fühlte. Sie war auf eine Beziehung aus, wie der Teufel hinter einer armen Seele her ist, und stellte sich selbst in den Hintergrund.

Mein Trance Healing zeigte keinerlei Wirkung. Ich beendete darum nach einer halben Stunde die Behandlung und nahm mir Zeit für ein Gespräch. Das Gespräch war in diesem Fall die eigentliche Behandlung. Barbara konnte sich alles von der Seele reden. Gott sei Dank war sie auch bereit, zuzuhören.

Als sie mein Atelier verließ, war sie noch immer die gleiche Person. Nichts hatte sich geändert. Außer einem kleinen Detail: Es war ihr bewusst geworden, dass „Alleinsein“ keine Krankheit, sondern eine Entscheidung ist. Leidet Barbara wegen ihres Alleinseins, leidet sie wegen ihrer eigenen Entscheidungen. Barbara hatte entschieden sich von ihrem früheren Partner zu trennen. Und es ist Barbaras Entscheidung, nicht auf Menschen zuzugehen.

Ich wünsche mir für sie, dass sie in Zukunft ihre eigenen Entscheidungen nicht immer in Frage stellt. Was ihr widerfährt, kann sie als Begebenheit des Lebens, als Glück oder Pech betrachten. Aber Entscheidungen gehören zum Leben – sie sind das Leben. In jedem Augenblick fällen wir Entscheidungen. Darum ist es für mich schwer zu verstehen, warum wir bei oder wegen unserer Entscheidungen so oft ein Drama veranstalten. Sie müssen sich beispielsweise in diesem Augenblick entscheiden, ob Sie weiterlesen oder die Lektüre beenden wollen. Mich freut es, wenn Sie weiterlesen. Darum habe ich mich für das Schreiben entschieden.

Unsere Entscheidungen führen zu unseren Erfahrungen und unsere Erfahrungen zeichnen unsere Realität. Darum ist es mir wichtig, Sie durch praktische Übungen Erfahrungen machen zu lassen. Gute Erfahrungen helfen, Ihre Realität umzuwandeln.

zu verändern. Unsere Realität ist die Auswirkung unserer eigenen Energie.

Wären Sie Teilnehmer eines Lehrganges, würde ich Sie erzählen lassen, was sich seit dem letzten Seminarwochenende in Ihrem Leben verändert hat. Und ob diese Veränderungen, wenn Sie aus der Distanz einen Blick darauf werfen, direkt oder indirekt mit Trance Healing zu tun hatten. Das können Sie mir jetzt natürlich nicht erzählen. Aber Sie können sich für einen Moment darüber Gedanken machen.

Oftmals ist es die Sichtweise, die sich ändern muss, um den Lebenssinn zu erkennen. Wenn sich zum Beispiel ein „ich muss dauernd zur Arbeit und es kotzt mich an"-Gefühl, durch eine veränderte Sichtweise, in ein „Danke, dass ich Arbeit habe und meinen Lebensunterhalt bestreiten kann"-Gefühl ändert, ist das ein Quantensprung in der Lebensqualität. Was nicht heißt, dass Sie den Job, den Sie machen, das ganze Leben lang machen müssen, nur weil Sie dankbar dafür sind.

Bei mir hat sich seit dem Erscheinen von Teil 1 viel verändert. Ich habe viele Menschen kennengelernt. Einige davon sind zu Freunden geworden. Andere sind weitergezogen. Es haben sich mir neue Möglichkeiten eröffnet. Einige habe ich angenommen. Andere verworfen. Ich habe viele Entscheidungen gefällt und dadurch Erfahrungen gesammelt.

Meine Erfahrungen in den verschiedenen Lebensbereichen bestätigen mir, dass Trance Healing funktioniert – wenn ich es zulasse. Darum ist es meine Realität. Natürlich könnte ich auch der Meinung sein, dass alles nur Zufall ist. Die Begebenheiten des Lebens nichts weiter als eine logische Abfolge von Ereignissen sind, die wir nicht beeinflussen können. Dem habe ich wenig entgegenzusetzen. Außer, dass es mir verdächtig oft geschieht, dass alles „wie von Geisterhand" gesteuert perfekt ineinanderpasst.

Was nicht bedeutet, dass ich in der Zeit zwischen dem „es ist nicht mehr" und „es ist noch nicht da" permanent ruhig bin. Genau wie Sie bin ich ein ungeduldiger Mensch, der es immer etwas schneller haben will, als es im Moment geht. Was mich daran hindert, meiner Ungeduld freien Lauf zu lassen und mich verrückt zu machen, oder gar meinem Helferwesen ins Handwerk zu pfuschen, ist die gleichsame Verbundenheit mit Mutter Erde und der geistigen Welt.

Darum machen wir als Erstes eine kleine Entspannungsübung, die Sie mit Mutter Erde und Vater Kosmos verbindet. Es ist eine der wichtigsten Übungen des Lehrgangs. Sie kann entscheidend sein für die Qualität der Verbindungen in die nichtmaterielle Welt. Aber auch für Ihre Arbeit in materiellen Bereichen. Sei es in der Familie, wenn Partner und Kinder Ihnen über den Kopf wachsen, wenn die Arbeit zu viel wird, wenn Ihre Ziele meilenweit von Ihnen entfernt scheinen und Sie sich als Fremdkörper in Ihrer eigenen Welt fühlen oder, wie Barbara, einsam sind. Lassen Sie uns eine Übung für Ihr alltägliches Sein machen, die Ihre geistigen Fähigkeiten so richtig in Fahrt bringt.

Viel Spaß ☺

Ihr Hampi van de Velde

Vorbereitung und Erdung

Übung 1

Nehmen Sie Platz, entspannen Sie sich kurz, indem Sie ein paar tiefe Atemzüge nehmen, und kommen Sie im Hier und Jetzt an. Alles, was Sie festhält, was Sie belastet, was Sie freut oder in Erregung versetzt, legen Sie für den Moment beiseite. Schließen Sie die Augen und beobachten Sie eine Weile Ihren Atem, wie er ein- und ausströmt. Mit jedem Ausatmen entspannen Sie sich mehr und mehr, werden Sie ruhiger und gelöster und lockern sich Ihre Muskeln.

Stellen Sie sich nun vor, dass Ihr Atem beim Ausatmen nicht nur durch Nase oder Mund ausströmt, sondern, dass er durch Ihren Körper nach unten zu Ihren Füßen fließt. Mehr noch, dass Ihr Atem durch Ihre Füße hindurch in den Boden und immer tiefer und tiefer in die Erde fließt. Weiterhin entspannen Sie sich mit jedem Ausatmen mehr und mehr, werden Sie lockerer und gelöster, aber auch etwas schwerer und träger. Alles was Sie beschäftigt – schönes und weniger schönes – beginnt sich zu setzen, fließt nach unten und reist mit Ihrem Atem durch Sie und Ihre Füße hindurch in den Boden.

Sie atmen ein und frische Lebensenergie, Sauerstoff und Kraft fließen durch Mund und/oder Nase in Ihren Körper, Verbrauchtes und nicht mehr Benötigtes fließt durch Ihren Körper und Ihre Füße hindurch in die Erde, wenn Sie ausatmen. Atemzug für Atemzug geschieht dieser Vorgang.

Bleiben Sie mit Ihrer Aufmerksamkeit bei dieser Vorstellung. Fühlen Sie, wie alles aus Ihnen in die Erde fließt und Sie sich dabei immer mehr und mehr entspannen. Sie können fühlen, wie Ihre Fußsohlen zu kribbeln beginnen und Energie aus Ihnen in die Erde fließt. Wie ein Behälter, der sich mehr und mehr entleert, entleeren Sie sich und lassen Sie alles los, lassen Sie alles abfließen. Nur mehr Ihr Atem, der immerzu in Bewegung ist, und was Sie zum Leben benötigen, verbleiben in Ihnen.

In Ihnen entsteht dabei lichter Raum und eine Leere, die ab einem bestimmten Punkt von Mutter Erde neu erfüllt wird. Ohne Ihr Zutun, ganz automatisch. Kraft und Energie, die alles stärkt, Ihnen alles gibt was Sie benötigen, fließen ab diesem Punkt während jedem Atemzug aus der Erde in Ihren Körper. Durch Ihre Fußsohlen und Ihre Füße hindurch, die Beine hoch, in und durch die Hüfte, den Oberkörper, den Hals und den Kopf. Im Rhythmus Ihres Atems fließt Energie aus der Erde durch Ihren Körper hin-

durch bis hin zu Ihrem Scheitelpunkt, wo sich ein besonderes Energiezentrum befindet: das Kronenchakra.

Immerzu fließt mit jedem Ausatmen alles Unnötige aus Ihrem Körper in die Erde und Sie entspannen sich mehr und mehr, sinken tiefer und tiefer in eine gelöste Schwere. Ihre Muskeln sind gelöst und gelockert und alles, was noch nicht gelöst und gelockert ist, löst sich jetzt. Mehr und mehr. Und mit jedem Einatmen fließt neue, frische, gewandelte Energie aus Mutter Erde in und durch Ihren Körper, durch jede Faser und jede Zelle Ihres Körpers, bis hin zu Ihrem höchsten Energiezentrum am Scheitelpunkt des Kopfes.

Alles, was aus Mutter Erde erwächst, strebt dem Licht entgegen. Auch die Energie, die aus der Erde durch Sie strömt. Diese Energie strömt durch Ihren Körper und durch Ihr Kronenchakra hindurch dem Licht, dem Kosmos – Vater Kosmos – entgegen.

Dieser antwortet sofort. Es ist ein Naturgesetz. Alles was sich dem Licht entgegen streckt, wird mit Licht versorgt. Das Licht kommt dem Streben jedes Lebewesens entgegen – egal ob Pflanze, Tier oder Mensch.

Sie brauchen dabei nichts tun. Sie atmen nur, beobachten Ihren Atem und fühlen diese Ströme von Energie. Zuerst fließt alles aus Ihrem Körper in die Erde. Und aus der Erde fließt alles durch Ihren Körper in den Kosmos. Bis ein wundervoller Strom lichter, göttlicher Energie aus dem Kosmos durch sie hindurch in Mutter Erde strömt. Ein Strom aus erdiger Kraft in die eine und aus göttlicher Energie in die andere Richtung. Aus dem Boden durch Sie hindurch in den Kosmos und aus dem Kosmos durch Sie hindurch in die Erde.

Mit Ihrem Körper geschieht nun, was mit jedem Körper geschieht, der diesem natürlichen Prozess erliegt. Er beginnt zu wachsen, sich zu weiten und grösser zu werden. Er strebt – wie eine Blume oder ein Baum – dem Licht entgegen.

Wie bei einem Baum wachsen dabei Wurzeln und Astwerk gleichermaßen. Kraft aus dem Boden fließt in und durch den Baum nach oben. Licht zur Wandlung durch den Baum in den Boden. Geben und Nehmen sind im Einklang und gehören zusammen. Der Baum hat dabei nichts zu tun, er ist einfach da und wächst.

Sie sind dieser Baum und brauchen in dem Prozess nichts tun. Das Atmen geht von alleine. Ihr Energiekörper wächst von allei-

ne. Ihre Wurzeln graben sich von alleine tiefer in den Boden und finden Halt. Ihre Aura streckt und reckt sich, soweit es nur geht, und wird zu einem Teil des Großen und Ganzen – ganz von alleine. Alles in Ihnen lädt sich auf, wird stärker und dabei ruhiger, zentrierter, stabiler und geerdeter. Verweilen Sie eine Weile in dieser Kraft, dieser wundervollen Energie, dieser irdisch-kosmischen Tankstelle von Mutter Erde und Vater Kosmos.

Nach einer Weile kommen Sie mit Ihrer Aufmerksamkeit zurück in den Raum und das Hier und Jetzt. Fühlen Sie den Unterschied Ihres Zustandes? Das Davor und Danach?

Stellen Sie sich eine grüne Wiese vor. Eine Wiese ohne Blumen, ohne farbige Blüten. Eine Wiese, wie sie heutzutage auf dem Land oft zu sehen ist. Gut gedüngt, dauernd geschnitten, ohne Farbenspiel. Das Einzige, was auf solch fetten Wiesen blüht, ist der Löwenzahn. Unmöglich, auf einer solchen Wiese einen bestimmten Grashalm zu finden. Durch die vielen grünen Halme ist ein einzelner Grashalm nahezu unsichtbar. Genauso verhält es sich mit der geistigen Welt. Wir Menschen sind in unserem Sein wie das Gras. Wir sehen für Geistwesen alle gleich aus. Wir sind für Geistwesen nahezu unsichtbar. Umgekehrt ist es auch so. Wir sehen im Normalfall keine Geistwesen, wenn wir uns auch noch so anstrengen.

Durch den Konsum von Filmen, Zeitungen, Zeitschriften, dem Surfen im Internet, dem Lesen von Büchern, dem Absolvieren unserer Ausbildungen, dem Übernehmen von Wertvorstellungen und unserem kopflastigen Alltag wird es auch nicht einfacher, Geistwesen zu entdecken. Fakt ist, durch die permanente Informationsberieselung und unserem Sein im Hamsterrädchen des Alltags sehen wir kaum über unseren Tellerrand hinweg. So sind wir im Alltagsgewusel nahezu unsichtbar für die fördernden Kräfte der geistigen Welt. Es kommt zwar vor, dass einzelne von uns Grashalmen durch irgendwelche Umstände schneller wachsen, herausstechen und von der geistigen Welt „entdeckt“ werden. Das ist jedoch die Ausnahme. Einfacher ist es, wenn Sie das Heft selber in die Hand nehmen und lernen, wie Sie die geistige Welt und ihre helfenden Kräfte auf sich aufmerksam machen können. Mit der soeben gemachten Übung haben Sie genau das getan!

Sie haben sich mit Mutter Erde und Vater Kosmos verbunden und, ohne Ihr aktives Zutun, ist dadurch Ihr Energiefeld gewachsen. Ihre Aura hat sich dabei gewaltig ausgedehnt und strahlt nun Ihr Licht ins Universum. Durch das Loslassen von allem, was Sie derzeit beschäftigt, haben Sie den Filter des Alltags von Ihrem Licht genommen. Und, weil Sie sich nichts vorgestellt haben, keinerlei „ich will"-Wünsche ins Universum geschickt haben, war Ihr eigenes inneres Licht auch nicht gedämpft. Wenn Sie nichts tun und einfach sind, strahlen Sie nämlich wie eine Sonne in die geistige Welt.

Haben Sie Ihre fette grüne Wiese noch im Kopf? Stellen Sie sich vor, Sie seien ein Halm mitten in dieser riesigen grünen Wiese und beginnen, eine wundervolle Blüte zu treiben. Eine Blüte die, einmal geöffnet, in leuchtenden Farben alles um Sie herum überstrahlt. Eine einzelne Blume inmitten eines grünen Feldes sticht sofort ins Auge. Geistwesen werden davon magisch angezogen und schwirren, wie Bienen um eine nektargetränkte Blume, um Sie herum. Ihre Aura ist komplett offen und Sie brauchen nur noch das Geistwesen, das Sie gerne treffen möchten, einladen, näher zu Ihnen zu kommen und mit Ihnen zu arbeiten.

Absicht verbindet und zieht an - egal, auf welcher Ebene. Ihre Absicht, Ihre Motivation bestimmt, welches Wesen mit Ihnen arbeitet und Ihr Ihnen eigenes Helferwesen sorgt dafür, dass niemand Ungebetenes an Sie herankommt.

Eine Biene sammelt Nektar und verteilt Pollen in die Welt. Das sichert den Fortbestand der Pflanzen. Ihre Energie wird durch die von Ihnen angezogenen Geistwesen ebenfalls in der Welt (dem Universum) verteilt. Nämlich dann, wenn die Geistwesen zur nächsten „Blüte“, zum nächsten strahlenden Menschen flitzen, um zu sehen, was dieser vorhat und wo dessen Wachstum liegt. Die Erinnerung in der Energie ist der Pollen Ihrer „Blüte“, und durch das Übertragen der Energie auf eine andere offene Blüte (ein Mensch mit derselben Absicht wie Sie) wird Ihre Absicht – aber auch Ihr geistiges Wissen – weitergetragen.

Es gibt einen wissenschaftlichen Begriff für dieses Phänomen: Morphogenetisches Feld. Ein solches Feld produzieren Sie, bzw. an ein solches Feld „docken“ Sie an, wenn Sie die vorgängige Übung machen. Auf welcher Ebene Sie „andocken“, entscheidet die Absicht, die Ihrem Wesen zu Grunde liegt. Überlegen Sie sich deshalb gut, mit welcher Einstellung Sie durchs Leben gehen. Diese könnte mehr Einfluss auf das haben, was Ihnen im Alltag begegnet, als Ihnen lieb ist.

Was ist ein morphogenetisches Feld?

Der Begriff wurde vom britischen Biologen Rupert Sheldrake geprägt und bezeichnet eine der faszinierendsten und umstrittensten Theorien der modernen Biologie. Sheldrake geht davon aus, dass es einen unterbewussten Informationskanal für alle Wesen einer Spezies gibt – eine Art weltweites biologisches Informationssystem. Das bekannteste Beispiel für ein morphogenetisches Feld ist das Blaumeisen-Milchflaschen-Phänomen.

In Großbritannien wurden vor dem Zweiten Weltkrieg Milchflaschen mit einem Aluminiumdeckel versehen. Eine Meisen-Art entwickelte ziemlich schnell eine Technik, die Deckel zu öffnen, um an die Milch heranzukommen (die Flaschen wurden frühmorgens vor den Haustüren abgestellt). Mit Beginn des Zweiten Weltkrieges kam die Milch aus Kostengründen jedoch in Tüten und die Meisen mussten sich wieder ihrer herkömmlichen Nahrungssuche widmen.

Nach dem Krieg wurde die Produktion wieder auf Glasflaschen mit Aludeckeln umgestellt. Und obwohl keiner der Vögel, der die Fertigkeit des Flaschenöffnens noch von der Vorkriegszeit hätte kennen können, am Leben war, begannen die Meisen in ganz Großbritannien sofort wieder damit, die Deckel zu knacken – zeitgleich in den verschiedensten Regionen. Sheldrakes Schlussfolgerung: Die Vögel hatten das Deckelöffnen offenbar via morphogenetischem Feld gelernt.

Menschen kriegen das ebenso hin. Man gab zwei Gruppen unabhängig voneinander ein altes und ein unveröffentlichtes Kreuzworträtsel. Die Gruppe mit dem älteren Rätsel füllte die Kästchen schneller aus als die Gruppe mit dem neuen Kreuzworträtsel. Die Gruppe mit dem alten Rätsel hatte also unbewusst Kontakt zu dem morphogenetischen Feld der Personen aufgenommen, die dieses Rätsel bereits gelöst hatten. (Quelle: P.M.-Magazin)

Es gibt weitere Beispiele und Belege für Morphogenetische Felder, die Sie problemlos finden, wenn Sie danach suchen. Diese Theorie erklärt auch das Phänomen, dass viele bahnbrechende Erfindungen an verschiedenen Orten auf der Welt fast oder ganz zeitgleich gemacht wurden. Dies, obwohl die Erfinder weder in Kontakt miteinander standen noch zu dem Zeitpunkt wussten, dass der Andere sich mit dem gleichen Thema auseinandersetzt.

Lassen Sie mich kurz zusammenfassen: Wenn es Felder oder Ebenen gibt, in denen Informationen und Inspirationen von den verschiedensten Menschen – von Lebenden wie Verstorbenen - umherschwirren und zu denen jeder Mensch Zugang hat, dann liegt der Schluss nahe, dass es auch Felder oder Ebenen gibt, in denen Heilung und Selbstzufriedenheit und die Wege dahin zu finden sind.

Jeder Mensch hat Zugang zu diesen Ebenen. Die Absicht bestimmt, zu welcher Ebene wir Zugang finden und je stärker (ehrlicher) die Absicht ist, umso stärker ist/wird das Feld. Wobei ein Feld stärker wird, je mehr Menschen mit derselben Absicht sich vereinen.

Doch das ist alles Theorie. Genauso wie die verschiedenen Stufen und Ebenen der Trance Theorie sind, wenn sie von mir oder anderen Medien beschrieben werden. Wirklich interessant ist es, die verschiedenen Ebenen und Felder zu erfahren und herauszufinden, was diese in Ihnen auslösen, wie diese auf Sie wirken und wie Sie auf andere wirken, wenn Sie den Zugang durch Ihr Energiefeld zur Verfügung stellen.

Eine Sache ist nur von Belang, wenn man sie erleben kann. Und Trance zu erleben ist eine wundervolle Sache...

Das Erleben der Trance

Vor der nächsten Übung möchte ich kurz zusammenfassen, was wir in Trance Healing 1 – Einstieg ins Übersinnliche gemacht haben. Die Übungen aus Teil 1 und die damit erlebten Erfahrungen sind die Basis für die weiterführende Arbeit mit der geistigen Welt. Ob Sie nun Trance Healing, Trance Medialität oder mediale Kommunikation (Jenseitskontakte) anstreben, macht keinen Unterschied.

Unser erster Schritt war die Selbstbeobachtung. Wir entspannten uns und lernten unseren Körper besser kennen. Wir arbeiteten dabei an unserer Feinfühligkeit und öffneten den Zugang zum medizinischen Hellfühlen. Wir fanden heraus, wie ein anderer Mensch auf uns wirkt. Danach haben wir unsere Wirkung auf Andere getestet. Wir haben gelernt, dass wir immer wirken und die Wirkung durch unsere Absichten steuern können.

Danach ließen wir ein Wesen der nicht-materiellen Welt näherkommen und uns ein Zeichen seiner Präsenz geben. Wir haben gelernt, wie sich die Anwesenheit eines Geistwesens auf uns auswirkt. Darum wissen wir, dass wir nur zu bitten brauchen und unser Helferwesen steht umgehend an unserer Seite.

Wenn Sie sich in letzter Zeit etwas beobachtet haben, wissen Sie, dass Ihr Helferwesen Ihnen immerzu beisteht. Es hilft wo es kann!

Wir testeten auch unsere Wirkung auf andere Menschen, wenn sich dieses Helferwesen der geistigen Welt in unserem Energiefeld befindet. Unsere Wirkung wurde anders – intensiver und heilender – wahrgenommen. Unser Helferwesen wirkt also durch unser Energiefeld.

Alle Übungen des ersten Teils führten wir in einem entspannten Zustand, jedoch nicht in Trance durch. Das hatte seinen Grund: Ich wollte erreichen, dass Sie alles mitbekommen und beobachten können, was geschieht. Das ist in Trance nicht immer der Fall. Je nach Tiefe kommt es vor, dass wir nichts mehr mitbekommen. Wenn der Patient mich nach einem Trance Healing fragt, was von der geistigen Welt gemacht wurde, kann ich in den wenigsten Fällen detailliert Auskunft geben. Ich habe Informationen, die ich während bestimmten Phasen der Behandlung erhalte, aber keine Ahnung, was die geistige Welt während der Behandlung gemacht hat. Trance ist ein losgelöster Zustand, dem Schlaf nicht unähnlich. Auch an Ihre Träume können Sie sich meist nicht erinnern.

Zwischen Schlaf- und Wachzustand besteht ein Unterschied. Genau wie zwischen Trance- und Wachbewusstsein. In den Schlaf gleiten wir in der Regel ohne daran denken zu müssen und ohne irgend etwas zu tun. Schlaf geschieht einfach. Ebenso verhält es sich mit der Trance. Es gibt kein „Ich will jetzt in Trance gehen". Trance entzieht sich unserem Willen. Was wir tun können ist, uns zur Verfügung zu stellen und Trance geschehen zu lassen. Um einen Trance Zustand zulassen zu können, müssen wir lernen, loszulassen und uns in die Hände unseres Helferwesens begeben. Es gibt nämlich einen Punkt der Entspannung, den wir durch Meditation oder beruhigende Atemtechniken nicht überschreiten können. Eine Art Sicherung, die uns im Alltag davor bewahrt, in Trance zu fallen.

Man kennt diesen Punkt auch aus der Hypnosetherapie. Es ist die Grenze zwischen dem wachen Bewusstseinszustand und der Hypnose. In der Hypnose nennt man diesen Punkt den „Kritischen Faktor". Kritischer Faktor deshalb, weil es eine Instanz unseres Egos ist, das kritisch abwägt, welche Informationen in unser Unterbewusstsein dringen dürfen und welche nicht. Ist dieser Faktor überwunden, kann der Hypnosetherapeut Suggestionen und Glaubenssätze direkt ins Unterbewusstsein einpflanzen. Im Trance Healing überwinden wir diesen Punkt ebenfalls. Nur wollen wir nichts einpflanzen. Wir wollen den kritischen Faktor überwinden, damit unser Helferwesen aus der geistigen Welt die Tiefe und den Grad unserer Entspannung – unserer Trance – bestimmen kann.

Warum ist das nötig? Um im physischen Energiefeld – im Körper eines Menschen – etwas bewirken zu können, benötigt ein Wesen aus der geistigen Welt ein physisches Energiefeld, über das es für die Dauer der Behandlung verfügen kann. Sind wir in Trance und erlauben den Zugriff auf unser Energiefeld, steht dieses physische Energiefeld der göttlichen Heilkraft zur Verfügung. Dabei muss nicht jede Behandlung zwingend in einer Tieftrance stattfinden. Je nach Thema des Patienten wird eine leichte, mittlere oder tiefe Trance benötigt. Es liegt nicht an uns, die Tiefe zu bestimmen. Und das ist gut so, denn wir kennen die im Moment beste Lösung für den Patienten nicht. Wir können gar nicht exakt wissen, wo der Schuh drückt, weil wir die Ursachen für ein Leiden nicht einfach so schnell erfassen können. Darum ist für die Tiefe der Trance ausschließlich das Helferwesen zuständig.

Das Ganze funktioniert aus zwei Gründen: Erstens, weil wir einem anderen Menschen vorbehaltlos helfen wollen. Mit dieser Absicht „sagen“ wir dem Helferwesen, wofür die Erlaubnis, unser Energiefeld zu nutzen, genau gilt. Zweitens, weil unser kontrollierendes Ich, das Ego – der Kritische Faktor – dazu bereit ist, die Kontrolle abzugeben. Um das kontrollierende Ich in dieses Vertrauen zu bringen, benötigen wir so viele positive Erfahrungen mit Entspannung, Tiefenentspannung, Trance, Helferwesen und der Schöpferkraft wie möglich.

Es braucht eine gewisse Zeit, bis wir uns komplett hingeben können. Wir müssen die Erfahrungen zuerst machen, um das Vertrauen aufzubauen. Denn diese Arbeit – das Loslassen – geschieht im Trance Healing ausschließlich freiwillig. Es gibt Parallelen zwischen Hypnose- und Trancezuständen. Der grundlegende Unterschied besteht aber darin, dass der Hypnosetherapeut oder ein Showhypnotiseur den kritischen Faktor mit einem Trick überwindet, während im Trance Healing der kritische Faktor freiwillig zur Seite tritt. Anders gesagt gibt beim Trance Healing das Ego, aufgrund der positiven gemachten Erfahrungen, dem Helferwesen die Zügel freiwillig in die Hand.

Für Kinder ist es selbstverständlich, dass sie von Eltern oder älteren Geschwistern an der Hand genommen und geführt werden. Für uns kontrollieren wollende Erwachsene ist das nicht immer einfach. In der folgenden Übung lassen wir jedoch genau dies zu und uns von unserem Helferwesen führen.

Führen lassen

Übung 2

Diese Übung können Sie alleine durchführen. Wie bei allen Übungen empfiehlt es sich jedoch, sie mit anderen Menschen gemeinsam durchzuführen. So können Sie sich austauschen und voneinander lernen.

Setzen Sie sich bequem hin und nehmen Sie ein paar tiefe Atemzüge. Machen Sie sich bewusst, dass Sie sich mit jedem Ausatmen mehr und mehr entspannen. Ihr Atem ist Leben. Jeder Atemzug versorgt Sie mit frischer Lebensenergie. Jedes Ausatmen ist ein Loslassen nicht mehr benötigter Energie. Nicht mehr Benötigtes lassen wir frei. Benötigtes nehmen wir auf. Ein steter Wechsel aus Spannung und Entspannung, ein stetes Nehmen und Geben. Wir geben immer etwas mehr als wir nehmen und atmen immer etwas länger aus als ein.

Nun beobachten Sie Ihren Atem, wie er ein- und ausströmt. Kontrollieren Sie ihn nicht, beobachten Sie ihn lediglich. Er strömt von alleine ein und aus und Sie entspannen sich von alleine bei jedem Ausatmen. Atmen Sie wieder in Ihre Füße und durch diese hindurch in den Boden. Fühlen Sie das Kribbeln Ihrer Fußsohlen und die aktive Verbindung mit der Erde. Kommen Sie auf der Erde an, mit all Ihren Sinnen und atmen Sie jeden Gedanken, der kommt, in die Erde. Egal was kommt, alles ist dazu da, um losgelassen zu werden.

Denken Sie für einen Moment an diesen strömenden Energiefluss in Ihnen – aus der Erde in den Kosmos und aus dem Kosmos in die Erde – und daran, dass sich Ihre Energie automatisch ausdehnt. Nehmen Sie wahr, wie Sie weiter und weiter, leichter und leichter und leerer und leerer werden.

Nun bitten Sie in Gedanken Ihren Helfer aus der geistigen Welt näher zu kommen und Ihnen ein Zeichen seiner Präsenz zu geben.

Sie können fühlen, dass es sich um das gleiche Wesen handelt wie während der letzten Male. Das Wesen ist Ihnen bereits vertraut – Sie kennen seine Energie. Laden Sie Ihr Helferwesen ein in Ihre Energie zu treten – in Ihre leuchtende Kugel aus kraftvollem Licht – und verbinden Sie sich mit ihm.

Sagen Sie in Gedanken: „Bitte arbeite mit mir! Ich erlaube es dir!"

Dann lassen Sie den Gedanken an Ihre Bitte, an die Verbindung und Ihr Helferwesen los und geben sich einfach hin. Beobachten Sie Ihren Atem, wie er beim Ausatmen durch Sie hindurch in den Boden strömt und lassen Sie jeden Gedanken, der auftaucht, mit ihm in die Erde fließen. Egal was kommt. Atmen Sie ruhig ein und alles was auftaucht, was Ihnen in den Sinn kommt, in die Erde aus. Alles Weitere geschieht automatisch, ohne ein Zutun von Ihrer Seite. Ihre Aufgabe ist das Atmen.

Ihr Helferwesen weiß, dass es in dieser Übung darum geht, sich führen zu lassen. Es nimmt Sie bei der Hand und führt Sie in einen tiefen und entspannten Zustand. Es bestimmt den Grad der Tiefe. Sie brauchen dabei nichts zu tun.

Gedanken oder Bilder, die während des Prozesses auftauchen – egal welcher Art – nehmen Sie kurz wahr, atmen dann in diese Gedanken oder Bilder hinein und beim nächsten Atemzug durch sie hindurch und in den Boden. Lassen Sie alles abfließen. Im Momentum ist nichts wichtig. Alles ist gleichgültig und taucht nur auf, um losgelassen zu werden. Was von Bedeutung ist, kommt zum gegebenen Zeitpunkt wieder zu Ihnen zurück. Loslassen bedeutet nicht, dass etwas verloren ist!

Wenn Sie wollen, stellen Sie sich eine kleine, weiße Feder vor, die in unendlicher Höhe sanft vom Wind hin- und hergeblasen wird. Eine kleine, weiße Feder, die sanft tiefer und tiefer sinkt, ohne jemals den Boden zu berühren. Die Feder wiegt hin und her und sinkt leicht, fast schwerelos in die Tiefe. Tiefer und tiefer. Ihr Helferwesen führt Sie so tief, wie es für Sie zum jetzigen Zeitpunkt möglich ist. Je tiefer Sie sinken, umso unmöglicher wird es für Sie Ihren Körper zu fühlen, geschweige denn ihn zu bewegen.

Sie können zwischendurch versuchen, die Augen zu öffnen oder einen Finger zu heben. Es ist nicht ohne Kraftanstrengung möglich. Wenn es ganz und gar unmöglich ist, weil Sie gar nicht mehr im Stande sind daran zu denken den Finger oder sonst etwas zu bewegen, befinden Sie sich in einer Trance. In einem tiefen und entspannten Zustand des Friedens und der Ruhe. Leicht wie eine kleine, weiße Feder in der unendlichen Weite des Himmels. Vollkommen entspannt und fokussiert zugleich.

Nach etwa einer halben Stunde führt Sie Ihr Helferwesen Stufe um Stufe wieder zurück ins Hier und Jetzt. Sie spüren diesen Moment und merken, wie Sie zurückkommen. Ihre Aufmerksamkeit wird automatisch wieder auf Ihren Atem gelenkt.

Wenn Sie merken, dass Ihr Helferwesen Ihnen ein Zeichen gibt zurückzukommen, sind Sie schon fast wieder da. Fragen Sie Ihren Freund aus der geistigen Welt bei dieser Gelegenheit um ein Symbol oder ein Wort, das Sie für sich aus dieser Übung mitnehmen und vergessen Sie nicht, sich zu bedanken.

Nehmen Sie jetzt ein paar tiefe Atemzüge, bewegen Sie Ihre Glieder und sammeln Sie sich wieder in dem Raum, in dem Sie sich befinden.

Tauschen Sie sich aus, wenn Sie nicht alleine sind oder schreiben Sie Ihre Eindrücke auf, vor allem das Symbol oder das Wort. Das ist nämlich eine persönliche Nachricht für Sie von Ihrem Freund aus der geistigen Welt.

Wenn während der Übung das Fokussieren auf die kleine weiße Feder Ihrem wachen Geist zu wenig Beschäftigung gibt, verwenden Sie einfach andere Bilder. Einen Lift, der Sie in die Tiefe fährt; ein Fluss, der stetig fließt und in dessen Wasser Sie schauen oder auf dessen Oberfläche Sie sich treiben lassen; eine Wendeltreppe, auf der Sie Stufe um Stufe in die Tiefe schreiten oder etwas Anderes – ganz nach Ihrem Gusto. Wichtig ist lediglich, dass das Bild, das Sie verwenden, keinerlei

Aktivität von Ihnen erfordert. Es soll ein reines Beobachten von etwas sein, das Sie nach „unten“ führt.

Wenn Sie wie ich mit Fantasiebildern wenig am Hut oder Schwierigkeiten haben, sich ein bestimmtes Bild dauernd ansehen zu müssen (als ich transzendentale Meditationen lernte, „musste“ ich während Stunden das Bild einer brennenden Kerze fokussieren) machen Sie es wie die alten Meister des Zen oder die Klosterbrüder in Tibet: Schalten Sie auf Wechselatmung! Atmen Sie durch Ihre rechte Nasenöffnung ein und durch die linke aus, dann atmen Sie durch die linke Nasenöffnung ein und durch die rechte aus, und so weiter. Das beschäftigt Sie eine Weile und mit einem Male machen Sie das automatisch und beobachten es lediglich. Sobald Sie feststellen, dass Ihr Geist abschweift, kehren Sie sanft wieder zur Wechselatmung zurück und beginnen wieder aufs Neue. Die Wechselatmung zentriert Ihren Geist und führt Sie in Ihre Mitte. Aus Ihrer Mitte heraus ist der ganze Prozess ein Kinderspiel.

Den Seinen gibt's der Herr im Schlaf

Es ist nicht dasselbe, ob wir uns selber entspannen oder uns der Entspannung hingeben. Es ist auch etwas Anderes, ob wir mit geschlossenen Augen entspannt daliegen oder ob wir tief und fest schlafen. Es ist ebenfalls ein Unterschied, ob wir in der Einschlafphase oder einer Tiefschlafphase stecken. So verhält es sich auch in Trance. Es gibt verschiedene Phasen oder Stufen, die allesamt unterschiedlich sind. Wir gleiten hinein und durch verschiedene Stufen in die Tiefe, tauchen bald wieder etwas auf und wieder ab, von einer Stufe zur nächsten, von einer Tiefe zur anderen. Nicht wir bestimmen den Grad der Tiefe einer Trance, sondern unser Helferwesen. Wie auch nicht wir die Tiefe unseres Schlafes in der Nacht bestimmen. „Etwas" bestimmt diesen für uns, je nach Notwendigkeit oder körperlichem Bedarf. Wir geben uns dem Schlaf einfach hin.

Den Gemeinsamkeiten zum Trotz: Schlafen ist keine Trance! Der Hauptunterschied zwischen Trance und Schlaf ist der Umstand, dass wir im Schlaf einfach wegsinken und keinerlei Pläne oder Ziele verfolgen und in Trance ein Teil unseres Geistes immer fokussiert bleibt. Im Schlaf sind wir irgendwo im Nirgendwo und verarbeiten unseren Alltag. Die Türe zur geistigen Welt steht dabei weit offen und wir erhalten Besuch von allen möglichen Freunden und Bekannten aus der geistigen Welt. Oder wir besuchen unsere Lieben in der nicht materiellen Welt.

Ich gehe davon aus, dass das Leben den Schlaf und die darin verborgenen Möglichkeiten aus einem guten Grund heraus geschaffen hat. In der nicht zu übertreffenden Schöpfung, wo jedes noch so kleine Detail stimmt, kann ich mir nicht vorstellen, dass der Mensch – diese Krönung der Schöpfung – einfach nur schläft und die Träume, die er dabei empfindet, lediglich ein Sammelsurium aus Gedanken und Erlebtem sind.

Träume haben eine Aufgabe. Träume sind das Kommunikationsmittel mit der geistigen, nicht materiellen Welt. Im Traum haben Sie unbegrenzten Zugang zu allen Informationen, ersehen Sie in Sekundenbruchteilen verschiedene Lösungen für komplexe Probleme oder Themen und können realitätsnah gleich ausprobieren, ob die eine oder andere Lösung funktioniert. Vorausgesetzt, Sie können es!

Vor Jahren führte ich über einen längeren Zeitraum ein Traumtagebuch. Wann immer ich aufwachte, nahm ich Papier und Stift und schrieb alles auf, woran ich mich noch erinnern konnte. Das musste jeweils schnell gehen, denn Träume sind flüchtig und vieles geht bereits während des Schreibens wieder vergessen.

Meine Träume waren zu der Zeit nicht immer ein friedliches Beisammensein mit guten Geistern oder eine Ansammlung schöner Erlebnisse. Vielfach erlebte ich mich in meinen Träumen im Krieg. Schlachten wurden geschlagen, Freund und Feind blutig niedergemetzelt. Ich sah mich auf der Flucht oder versteckte mich in einem Schützengraben, während um mich herum gekämpft und gemordet wurde.

Zeitweise erlebte ich meine Träume, als ob alles in diesem Moment geschehen würde. Bei anderen Gelegenheiten beobachtete ich von oben herab, wie ich mich in Situationen verhielt. Manchmal war ich in der Lage, mein Verhalten während des Traums zu steuern und Verschiedenes auszuprobieren. Vielfach ähnelten sich die Träume. Den gleichen Traum gab es aber nie zweimal.

Spannend war die Auswertung der Notizen unter Einbezug meiner damaligen Lebenssituation. Ich fand heraus, dass alle Begebenheiten in den Träumen – auch Kriege und Kämpfe - eine Symbolsprache waren, die direkten Bezug auf meine Alltagssituationen nahm. Ob ich im Traum mordete, hatte jedoch keinerlei Einfluss auf mein Verhalten im Alltag. Ich habe in der Realität nie jemanden gemeuchelt. Auch bin ich ein sehr friedliebender Mensch. Aber ich befand mich damals tatsächlich im Krieg - mit meinem wahren Wesen. Mit aller Kraft und Ego's List stemmte ich mich gegen meine Berufung und geistigen Aufgaben. Ich versteckte mich vor der Verantwortung, die ich für mich selber zu übernehmen hatte.

Als ich mein Leben Schritt für Schritt veränderte und meinen echten Bedürfnissen Raum gab, veränderten sich die Träume. Sie wandelten sich von einem bildgewaltigen Schlachtenepos in ein konstruktives Zusammenspiel von mir und der Welt um mich herum. Ich träumte oft von Situationen, die in der Realität ein paar Tage später tatsächlich stattfanden. Manchmal wusste ich dank meiner Träume im Voraus, was geschehen würde. Oder ich realisierte in bestimmten Situationen, dass ich bereits erlebt, bzw. geträumt hatte, was in dem Moment geschah. Manchmal erkannte ich auch erst im Nachhinein, nachdem ich meine Notizen konsultierte, dass ich dank meinen Träumen auf diese oder jene Situation vorbereitet war. Auch die Tiefe des Schlafs während der Traumphasen hatte Einfluss darauf, wie ich den Traum erlebte (beobachtend, aktiv dabei, usw.) und in welcher Form die Informationen zu mir gelangten.

Heute führe ich kein Traumtagebuch mehr, nutze jedoch die durch das Führen des Tagebuches entwickelte Fähigkeit, im Traum zu kommunizieren. Vor dem Einschlafen betrachte ich ein Thema oder Problem, das mich beschäftigt, intensiv und so detailliert wie möglich. Dann bitte ich um Hilfe oder Unterstützung und lasse das Thema los. Ich kann eh nichts tun, ich muss schlafen. In geschätzten 70 - 80% der Fälle erhalte ich am nächsten Morgen kurz vor dem vollständigen Aufwachen eine Antwort, mit der ich etwas anfangen kann. Bei den restlichen 20 - 30% wache ich traumlos auf, habe jedoch das Gefühl, dass sich etwas oder jemand dem Problem angenommen hat und ich mich vertrauensvoll wieder den alltäglichen Dingen zuwenden kann. Wenn ich mir vor dem Einschlafen meine Themen, Probleme oder Fragen vor Augen führe, wende ich dabei die Atemtechnik an, die im Kapitel „Vorbereitung und Erdung“ beschrieben ist.

Falls Sie Bedenken haben, sich im Schlaf komplett zu öffnen, kann ich Sie beruhigen. Schauen Sie um sich herum. Diejenigen Menschen, die sich komplett hingeben, wenn sie entspannen, sind immer voll offen. Insbesondere die Kinder. Niemand schläft so vertrauensvoll wie ein Kind. Darum sehe ich kein Problem darin, mich im Schlaf komplett zu öffnen. Noch nie ist etwas zu mir durchgedrungen, das nicht konstruktiv gewirkt hätte. Selbst die blutigen Schlachten, das mehrmalige Sterben im Traum und die ausgestandenen Ängste während unzähliger Alpträume; durch das Traumtagebuch und das Erkennen des roten Fadens entpuppten sich die Geschehnisse in Traum und Alltag als nützliche, hilfreiche Informationen.

Die Aufgabe besteht darin, Informationen aus Träumen ernst zu nehmen und das Leben den wahren Bedürfnissen und innersten Wünschen anzupassen. Bevor ich das begriffen hatte, versuchte ich, die Umwelt an mich anzupassen. Wie so viele Andere auch, suchte ich fieberhaft nach allem, was zu mir passt. Ob Job, Freundeskreis, Beziehung. Ich versuchte mit meinem Kopf eine Welt im „Außen“ zu schaffen. Ein Spiegelbild meiner egoistischen Vorstellungen. Dabei hätte ich lediglich mein wahres Inneres öffnen und die Welt um mich herum entstehen lassen können.

Die Welt um mich herum ist noch immer ein Spiegel, aber Gott sei Dank keine vom Verstand gebastelte Kopie eines Ideals mehr. Heute sehe ich die Dinge meist so, wie sie wirklich sind. Das hilft mir, mich zu entscheiden, was ich davon annehmen möchte und was nicht. Mit der Zeit kamen die guten Jobs, echte Freunde und die richtige Frau einfach auf mich zu.

Rückblickend war das Traumtagebuch wahrscheinlich das nützlichste und sinnvollste Instrument meiner medialen Entwicklung. Wer träumen kann und die eigene Traumsprache versteht, wird im Schlaf von der geistigen Welt ausgebildet. Lebt man dann seinen Traum auch im Alltag, ist alles möglich. Den Seinen gibt's der Herr im Schlaf. Haben Sie sich schon einmal Gedanken darüber gemacht, woher dieser Spruch wohl kommt?

Bevor Sie jetzt aber losrennen, ein Traumdeutungsbuch erstehen und den Turboschlaf einlegen, möchte ich Ihnen einen Tipp mit auf den Weg geben: Sie haben Ihre eigene Traumsprache. Es ist Ihre Aufgabe, diese zu deuten. Es gibt bestimmte Symbole, die man generell anwenden kann. Beispielsweise steht ein Haus im Traum meist für Sie selber. Viele Zimmer – ob aufgeräumt oder nicht – symbolisieren Ihre inneren Räume und Möglichkeiten. Kriege und Kämpfe sind Ausdruck Ihrer inneren Konflikte. Aber eben, meistens und nicht immer!

Und es gibt da noch die Traumforschung. Was sagt die dazu? Nicht sonderlich viel. Das Wenige das wir aus der Traumforschung wissen ist, dass wir verschiedene Phasen des Schlafes haben. Die Einschlafphase, die REM-Phase, die Tiefschlafphase, die Aufwachphase und andere. Die Einteilung in die verschiedenen Phasen wird aufgrund der Hirnstromaktivitäten, der Muskelspannung und der Augenbewegungen vorgenommen.

Im entspannten Wachzustand vor dem Einschlafen sind die Kurven der aufgezeichneten Hirnströme regelmäßig, die Muskelspannung ist relativ groß, und die Augen bewegen sich.

In der Einschlafphase (Phase 1) treten kleine, rasche, unregelmäßige Hirnwellen auf, die Augenbewegungen werden pendelförmig.

Im darauffolgenden Stadium (Phase 2) werden die Hirnstromaktivitäten etwas langsamer. Die Muskelspannung geht zurück, die Augen sind ruhig. Mehr als die Hälfte des Schlafs verbringt der Mensch in diesem Stadium.

Die Tiefschlafphasen (Phase 3 & 4): Die Hirnkurven werden hier höher und langsamer. Die Muskeln sind entspannt, die Augen ruhig.

In der REM-Phase gibt es kleine, schnelle Hirnwellen. Der Atem ist unregelmäßig, Puls und Blutdruck schwanken. Die Muskeln sind – abgesehen von gelegentlichem Zucken und dem erigierten Penis beim Mann – völlig entspannt. Sehr auffällig in dieser Phase sind die raschen Augenbewegungen. Diese haben dieser Schlafphase auch den Namen gegeben: Rapid-Eye-Movement, abgekürzt REM-Schlaf. Diese Phase wird oft als «Traumphase» bezeichnet. Wer in dieser Phase aufwacht, kann meist über Träume berichten – Träume treten aber in jedem Schlafstadium auf.

Nach der REM-Phase beginnt ein neuer Schlafzyklus. Ein solcher dauert zirka 90 Minuten. Insgesamt treten während des Schlafs vier bis fünf solcher Zyklen auf. Der Tiefschlaf beschränkt sich hauptsächlich auf die ersten beiden Zyklen, während der REM-Schlaf in jedem Zyklus länger wird. (Quelle: Artikel im „Beobachter", Ausgabe 24/1999).

Jetzt ist das aber kein Buch über Traumdeutung, Tagebücher oder den Schlaf – obschon viele Bücher zum Einschlafen sind. Hier geht's um Trance Healing. Und im Trance Healing wollen wir nicht pennen, sondern in einen Trance Zustand gelangen.

Trance und verschiedene Trancezustände sind nicht generell mit Schlafphasen zu vergleichen. Doch in Trance sind wir oft auf der gleichen Wellenlänge wie während verschiedener Schlafphasen, wenn wir die Hirnströme messen. Im Gegensatz zum Schlaf sind wir jedoch nicht völlig plan- und ziellos unterwegs. Wir sind in Trance (wie auch in der Hypnose) vollkommen entspannt und fokussiert zugleich.

Das ermöglicht, wenn wir diesen veränderten Bewusstseinszustand erreicht haben, unserem Helferwesen aus der geistigen Welt, uns auf jede beliebige Stufe zu führen. Je nachdem, auf welcher Ebene am Patienten gearbeitet wird, benötigt es wie bereits erwähnt eine andere Stufe. Und je nachdem, was wir an Informationen benötigen, wissen wir nach der Trance mehr oder weniger von dem was wir in Trance „geträumt“ haben. Schauen wir uns nun einmal die verschiedenen Ebenen – oder Stufen – der Trance an.

Die Stufen der Trance

Stufe 1 - Vorbereitung

Trance ist wandelbar. Es gibt nicht die „eine Trance“ oder „den einen Trancezustand“. Wer glaubt, Trancesitzungen oder ein Trance Healing laufen immer genau gleich ab, der ist auf dem Holzweg. Es gibt nämlich nicht nur verschiedene Stufen, sondern auch verschiedene Arten. Und alle fließen sie nahtlos ineinander über, ergänzen sie sich und helfen sie sich gegenseitig.

Hier sehe ich einen der Konflikte, die seit Jahren unter Medien und Spiritualisten grassieren. Das grauenvolle Zerstückeln des Ganzen in einzelne Disziplinen, die, wenn einmal von einem Medium oder Lehrer so benannt, jede für sich dastehen muss und nicht mehr mit anderen Disziplinen verbunden werden darf. Einige behaupten, wenn ein Medium sich nicht in einer Tieftrance befindet, gehe gar nichts – und sowieso, Trance Healing sei etwas ganz anderes als Tieftrance. Nicht zu vergleichen mit Physical Trance (körperlicher Trance), denn in Physical Trance geschähen die physischen Phänomene. Völlig vergessen wird dabei, dass wir im Trance Healing physische Phänomene im Körper des Patienten anstreben!

Ein Medium schrieb mir einmal, dass Informationen und Beweisführungen nicht ins Trance Healing gehören. Beweisführende Trance (Evidential Trance) sei etwas Neues aus England. Auf meine Anmerkung hin, dass Evidential Trance seit Jahren Bestandteil meiner Trance Healing Kurse sei, meinte der Mann, dass das nicht sein könne.

Ich denke, alles zu zerstückeln ist Unsinn, ob es jetzt in England so gemacht wird oder nicht. Genau so dumm, wie die ewige Diskussion, ob ein Medium, das vor Publikum in einem vollen Saal seine Fähigkeiten demonstriert, immer im Voraus wissen muss, wer der Empfänger der Nachricht aus der geistigen Welt ist. Es wird behauptet, dass, wer das nicht kann, kein richtiges Medium ist. Wer solchen Unsinn behauptet, vergisst, dass nicht das Medium das Zepter in der Hand hält. Nicht das Medium bestimmt, was für seinen Patienten oder Klienten das Heilsamste ist. Auch nicht, wie die Heilung vollzogen wird. Die geistige Welt ist eine Intelligenz, die weit mehr Möglichkeiten sieht und zur Verfügung stellt als das Medium sich in seinen kühnsten Träumen vorstellen kann. Das Einteilen und Ordnen in Schubladen und zerstückeln in einzelne Spezialisten-Disziplinen ist eine sehr menschliche und egoistische Eigenschaft.

Ich wünsche mir in diesem Punkt von allen Menschen, die sich mit Esoterik, Spiritualismus, Geistern, Geistwesen und Medialität befassen, mehr Toleranz. Und ich wünsche mir die Einsicht, dass vieles in den angesprochenen Bereichen aus England kommt, weil es in England eine landestypisch strukturierte Tradition innerhalb der Religionsgemeinschaft „Spiritual National Union“, kurz „SNU“, gibt – aber bei Weitem nicht alles! Auf jedem Kontinent, in jeder Kultur, innerhalb jeder Religion und in jedem Land dieser Welt gibt es eine Tradition des Übersinnlichen – aber nirgends ein Patent darauf.

Weder die Anhänger der SNU noch Anhänger irgendeiner Religionsgemeinschaft in einem Land dieser Erde sollten ihren Glauben oder ihre Kirche als Mutter der Spiritualität sehen und Länder außerhalb ihres eigenen als spirituelle Entwicklungsländer. Das wäre nämlich das Ende der Spiritualität – innerhalb jeder Glaubensgemeinschaft. Im Speziellen möchte ich die Fans des englischen Spiritualismus bitten, diesen nicht als die einzige Wahrheit zu betrachten. Das ist der große Fehler, den viele Religionen in der Geschichte der Menschheit gemacht haben und noch immer machen.

Die geistige Welt – das ganze Universum – ist definitiv nicht religiös und kümmert sich einen Deut um die starren Strukturen einer Inselkultur oder einer Glaubensgemeinschaft. Die geistige Welt gab es lange bevor Gesetze erlassen und Kulturen geschaffen wurden. Medialität ist etwas Natürliches, das in jedem Menschen zu finden ist. Unabhängig von seiner Religionszugehörigkeit, seines Glaubens oder dem Land, in dem er lebt. Natur ist aber bekanntlich das Gegenteil von Kultur. Durch Kultivierungswahn haben wir Menschen – spirituell gesehen – nicht nur Artenvielfalt und unglaublich viel Wissen gekillt, sondern bis in den heutigen Tag hinein Glaubenskriege in nicht enden wollenden Ausmaßen geschaffen.

Aus dieser Erkenntnis heraus hat sich mein Trance Healing über die letzten Jahre verändert. Darum lehre ich nicht nur mehr das klassische englische Trance Healing. Das ist mir – auch wenn ich es als gut empfinde und empfehle – mittlerweile einfach zu begrenzt. Das Trance Healing „Made in Switzerland" – oder, wie ich es auch nenne, das Intuitive Trance Healing – entspricht mehr meiner Philosophie des wachsenden, sich verändernden Menschen. Das ist voll biologisch, 100% natürlich, soll und darf sich ausbreiten, entwickeln, verstärken, verändern, wachsen, anpassen und auf seine Art und Weise das Beste sein, das es für den Patienten gibt. Darauf kommt es nämlich an. Egal was ich tue, wie ich mich verbinde und welchen Weg ich wähle. Ich muss mich immer fragen, wo der Nutzen für meinen Patienten/Klienten liegt. Sehe ich keinen Nutzen für diesen, lasse ich es besser bleiben. Für mich ist diese Art des Trance Healing auch das Beste, was einem Medium widerfahren kann: Die vollkommene Hingabe an die uns liebenden Kräfte im Universum, die den eigenen, individuellen und natürlichen Fähigkeiten zum Ausdruck verhelfen.

Gebe ich mich voll und ganz hin, erlebe ich, dass Trance Healing Sitzungen nicht immer gleich ablaufen. Die Art der Behandlung wird, ebenso wie die Stufe der Trance, den Bedürfnissen des Patienten angepasst. Nicht vom Medium, sondern vom Geistwesen, das mit dem Heilmedium arbeitet. Die Kunst ist es, die verschiedenen Zustände und Arten zuzulassen, ohne die Veränderungen – und sich selber – jedes Mal anzuzweifeln. Schon gar nicht, weil jemand Anderes – der in dem Moment der Trance Behandlung gar nicht involviert ist – irgendwann einmal irgendetwas gesagt hat.

Es kommt vor, dass ich während des Trance Healing, ohne aus der Trance zu „fallen", mit dem Patienten spreche. Es kommt auch vor, dass ich von meinem Helferwesen aus der Trance zurückgeholt werde, eine kommunikative Stufe durchlaufe und auf Grund der Informationen, die ich auf dieser Stufe erhalte, mit dem Patienten kurz bestimmte Punkte anspreche, ohne in Trance zu sein. Danach flutsche ich, als ob nichts gewesen wäre, wieder in einen tiefen Trancezustand und setze die Behandlung fort. Ein weiteres Phänomen für mich ist, wenn während der Behandlung verschiedene Geistwesen anwesend sind und die Behandlung interessiert beobachten. Das können Freunde oder Verwandte des Patienten sein, aber auch Helfer und Geistführer. Was diesen Fällen gemeinsam ist: Jeder Besucher hat direkt oder indirekt mit dem Patienten und dem Grund seines Besuches bei mir zu tun.

Kürzlich behandelte ich eine Frau, die wegen Kreislaufstörungen und einem starken Gefühl von Brustenge bei mir war. Das wusste ich allerdings nicht, denn vor der Behandlung hatte ich die Dame nicht gefragt, weswegen sie mich aufsuchte. Während des Trance Healing tauchte vor meinem inneren Auge das Gesicht eines älteren Mannes mit weißer, gelockter Haarpracht auf, den ich als einen Ihrer Geistführer einordnete. Die Energie des Mannes fühlte sich jedoch weiblich an.

Im Gespräch nach der Behandlung fragte ich nach, was die Patientin erlebt oder gefühlt hatte. Sofort beschrieb sie mir den Mann, der auch vor ihrem inneren Auge aufgetaucht war und andere Dinge, die sie während der Behandlung wahrgenommen hatte. Als ich ihr die von mir wahrgenommene weibliche Energie beschrieb, wurde mir erst klar, dass diese Energie ihre verstorbene Oma war, die ebenfalls weißes, gelocktes Haar gehabt hatte. Das Gefühl der Brustenge (die sie auch ärztlich hatte abklären lassen) war ein Symptom, das in der Familie mütterlicherseits oft vorkam.

Dies ist ein Beispiel dafür, dass sich Trance Arbeit im Healing Bereich den Bedürfnissen des Menschen anpasst und jedes Detail von Bedeutung ist. Es wäre ein Fehler gewesen, den Geistführer nicht zu erwähnen, da die Frau ihn ebenfalls gesehen hatte. Das gab ihr die Sicherheit, dass sie ihren inneren Bildern trauen darf. Ich persönlich beschreibe Helferwesen sehr ungern und vermeide, wenn möglich, Bildnisse. Wenn es zur Behandlung gehört, wäre es jedoch vermessen und egoistisch von mir, die Information nicht weiterzuleiten, bloß weil ich ein Problem mit Bildnissen habe. Die Anwesenheit der Oma, ihre bildliche Beschreibung und die Information, dass Angina Pectoris über Generationen in der Familie vorkommt, waren ebenfalls hilfreich für die Patientin. Dank diesen Bestätigungen konnte sie ihren Zustand und ein paar andere Dinge besser annehmen und aus einer anderen, übergeordneten Perspektive betrachten. Das Trance Healing bei dieser Frau lief also ganz anders ab als beim englischen Trance Healing.

Was jedoch immer gleich bleibt, wenn wir in Trance gehen, ist der Anfang. Die erste Stufe einer Trance ist immer die Vorbereitung. Unter Vorbereitung verstehe ich nicht das Einrichten eines geeigneten Platzes oder das Abstellen des Telefons. Ich gehe davon aus, dass Sie Ihren Arbeitsplatz eingerichtet haben und dafür besorgt sind, dass Sie nicht gestört werden.

Ich spreche von der Vorbereitung, die Ihr Helferwesen an Ihnen vornimmt. Ihr Helfer aus der geistigen Welt weiß, was Sie vorhaben und kennt die Zeitdauer, die dafür eingeplant ist. Erwarten Sie einen Patienten für ein Trance Healing, ist das der geistigen Welt bekannt. Ebenso der Zeitpunkt der Behandlung und die Bedürfnisse des Patienten. Wünschen Sie eine Trance Sitzung für sich selber, ist das Ihrem Helferwesen ebenfalls bewusst. In dem Fall sind Sie entweder durch Ihr Helferwesen auf die Idee gebracht worden, sich zu entspannen und in Trance zu gehen oder aber Sie arbeiten an einem Projekt, das diesen Zustand benötigt.

Ich habe häufig ein natürliches Bedürfnis nach Tiefenentspannung oder Trance. Vielleicht, weil ich nicht zu bestimmten Zeiten meditiere oder „sitze“, sondern meine mediale Arbeit und die eigene Ausbildung ein natürlicher Bestandteil meines alltäglichen Lebens sind. Für mich ist jede Begebenheit meines

Lebens Schulung, obschon ich nicht jeden Moment als Schulung wahrnehme.

Auch Ihr Leben ist eine offene Ausbildung, die in dieser Form erst abgeschlossen ist, wenn Sie das Zeitliche segnen. Das ist sogar der Fall, wenn Sie nicht bewusst mit der geistigen Welt arbeiten oder mit Spiritualität oder Esoterik nichts am Hut haben. Denn die Verbindung zu Ihrem inneren Wesen und Ihrer Seele hängt nicht von Ihrem Glauben ab. Die ist und war immer da und wird immer da sein. Sie sind untrennbar mit Ihrem Helferwesen – Ihren inneren Schöpferkräften – verbunden.

Beobachten Sie sich ein wenig, während Sie diese Zeilen lesen. Ich bitte nämlich in diesem Moment Ihr Helferwesen darum, Sie vorzubereiten, so, als ob Sie in einer halben Stunde eine Trance Sitzung hätten. Diese Vorbereitung machen nämlich nicht Sie, sondern Ihr Helferwesen macht das mit Ihnen. Darum empfiehlt es sich, während dieser Phase der Vorbereitung – etwa eine halbe Stunde vor einer Trance Sitzung oder einem Trance Healing – keine vereinnahmenden Aktivitäten zu beginnen. Das heißt, keine Telefonate zu führen, nicht die Steuererklärung ausfüllen und weder den morgigen Tag zu planen noch den gestrigen zu besprechen. Geben Sie sich diesen

Raum. Beobachten Sie sich. Wie fühlen Sie sich? Bei mir fühlt sich die Vorbereitung an, als ob mein Geist beruhigt wird; es fällt mir immer schwerer, klare Gedanken zu fassen. Manchmal habe ich auch das Gefühl, neben den Schuhen zu stehen. Mein Helferwesen beginnt, mich zu entspannen, und ich werde automatisch mehr und mehr zum Beobachter meiner Selbst und meiner Handlungen. Ist der Zeitpunkt der Trance Sitzung gekommen, bin ich energetisch und geistig bereit und kann ohne Zeitverlust beginnen.

Wie geht's Ihnen jetzt gerade? Haben Sie eine Veränderung Ihres Zustands bemerkt? Wenn nicht, bitten Sie Ihr Helferwesen darum, Ihnen zu einem späteren Zeitpunkt ein Gefühl der Vorbereitung zu geben. Manchmal ist es einfach noch nicht der richtige Zeitpunkt dafür. Wenn Sie etwas bemerkt haben, bitten Sie Ihr Helferwesen, das Gefühl zurückzunehmen, damit Sie den Unterschied bemerken und spüren, wie es ist, wenn Sie wieder voll im Tagesbewusstsein sind.

Für mich ist es jedes Mal faszinierend, wenn ich den obigen Abschnitt lese, weil mein Körper jedes Mal, wenn ich ihn lese, auf eine Trance Sitzung vorbereitet wird. Sogar beim Schreiben dieser Zeilen ist es geschehen. Mein Körper hat sich perfekt auf die Trance Arbeit vorbereitet und mein Geist wurde heruntergefahren, wie wenn ich von einem anstrengenden Tag heimkomme und mich aufs Sofa werfe.

Wichtig zu wissen: Unser Geist entspannt von alleine – ohne unser Zutun. Wir fallen in Trance oder in den Schlaf – ohne unser Zutun. Der Schlaf kommt, wenn wir müde sind, die Entspannung für die Trance Arbeit kommt, wenn es Zeit dafür ist.

Das ist einer der Gründe, warum wir vor einem Trance Healing mit dem Patienten meist keine längeren Gespräche oder Fallbesprechungen führen – mehr dazu aber im Kapitel Behandlungen. Lassen wir uns nun erst mal eine Stufe tiefer sinken, in eine angenehme Tiefenentspannung.

Stufe 2 - Tiefenentspannung

Nach der Vorbereitung hat Ihr Helferwesen die Zügel in der Hand und führt Sie in einen tiefen, entspannten Zustand, wenn Sie dies zulassen. Das Körpergefühl ist ähnlich einer tiefen Meditation. Der Geist ist passiv und achtsam. Bereits in der Tiefenentspannung haben wir Zugang zu Heilkraft, und das nicht wenig. Sie bekommen mit, was im Raum um Sie herum geschieht – Geräusche nehmen Sie jedoch etwas entfernter wahr als im Tagesbewusstsein oder Sie empfinden die Geräusche als viel lauter und störender als sonst. Das Ticken einer Uhr kann beruhigend auf Sie wirken, aber auch jede Entspannung verunmöglichen – das hängt von Ihrer inneren Ruhe, Ihrem Zulassen und Ihrem Kontrollbedürfnis ab. Durch laute, plötzliche Geräusche, wie von Telefon oder Türklingel, werden Sie aus diesem zumeist angenehmen Zustand herausgerissen. Das ist unangenehm und soll Sie motivieren, das Telefon beim nächsten Mal abzustellen.

Kommen Ihnen in der Tiefenentspannung Gedanken oder Inspirationen – ähnlich wie in der Aufwachphase am frühen Morgen – ist das normal. Bevor Sie in eine tiefere Stufe der Trance gelangen, reisen Sie durch eine kommunikative Phase mit der geistigen Welt. In dieser erhalten Sie Informationen aus der nichtmateriellen Welt. Das ist während Trance Healing Behandlungen sehr wichtig. Aber aufgepasst mit all den Infos: Es ist wie frühmorgens, wenn Sie realisieren, dass Sie nicht mehr schlafen, aber auch noch nicht ganz wach sind. Sobald Sie das realisieren, wachen Sie ganz auf und haben das Meiste, was Sie im Halbschlaf noch gewusst haben, schon wieder vergessen. Diese Stufe ist der Schnittpunkt zwischen der materiellen und der geistigen Welt. Da ist manchmal alles klar. Und im nächsten Moment alles undurchsichtiger als zuvor. Es ist ein

Ort, an dem es aus dem Grund heraus still ist, weil alles rasant an Geschwindigkeit zunimmt, Ihre Schwingung sich erhöht.

Haben Sie schon einmal an einem Bach gestanden und auf einen kleinen Wasserfall gesehen? Ungefähr so ist es – energetisch betrachtet. Die Strömung vor dem Wasserfall ist oftmals mehr oder weniger ruhig und manchmal ist das Wasser sogar klar. Dann fließt es über die Kante des Wasserfalls und das Wasser beginnt sich zu beschleunigen, bevor es im freien Fall in die Tiefe stürzt. In dem Moment an der Kante ist alles klar und deutlich zu sehen, wie durch eine Glasscheibe. Der Boden, die Steine, die Farben - alles klar sichtbar. Das Wasser aber fließt rasend schnell. Das ist dieser Schnittpunkt. Dann kommt der freie Fall, wo Einzelheiten, wenn man sie kurz fokussiert, einen Augenblick stehenbleiben, wie festgefroren, aber nur einen kurzen Augenblick. Das sind die Informationen für das Medium. Viel und schnell. Das ist der Moment, wo ein kommunikatives Medium schneller und schneller zu sprechen beginnt und den Empfänger einer Nachricht mit Informationen bombardiert. Weniger geübte Medien halten diese schnelllebigen Informationen meist fest, statt sie loszulassen, und verlieren so den Weg zur eigentlichen Nachricht.

In unserem bildlich vorgestellten Bach mit dem sprudelnden Wasserfall folgt nun der Aufprall des Wassers im unteren Bachlauf. Das entspricht entweder dem Aufwachen aus der Trance und das Ende der Entspannung oder dem Übergang von der Tiefenentspannung in die Trance. Das Wasser schäumt und sprudelt, nachdem es den Fall hinter sich hat, und braucht einen kurzen Moment des Innehaltens, bevor es ruhig seinen Weg in die ihm bekannte Richtung weiterfließt. Es kann nur in eine Richtung fließen. Nach einem Wasserfall ist das Wasser mit Nährstoffen durchzogen und mit Sauerstoff angereichert. Wie der Körper nach einem Kontakt mit der geistigen Welt, wenn man es zugelassen und sich in seiner inneren Ruhe gefunden hat.

In der Tiefenentspannung sind wir im Kopf in dem Bereich, in dem mediale Kommunikation stattfindet. Sie können sogar Fragen stellen. Das ist eine große Herausforderung, denn Ihr Geist wird dadurch unter Umständen aktiv und mischt sich in die Kommunikation ein, sodass Zweifel umgehend lange Schatten auf die Informationen werfen: „War ich das oder wirklich ein Geistwesen..? Ist doch alles Quatsch..! Ich bin ja voll aktiv im Kopf, das hat mit Ruhe nichts zu tun..!“ usw.

Innere Zwiegespräche sind für ein Medium ein wichtiges Hilfsmittel, haben in der Kommunikation mit der geistigen Welt jedoch nichts zu suchen. Es sind innere Auseinandersetzungen wegen Entscheidungen, die Sie noch nicht getroffen haben, Haltungen, die Sie vielleicht gerne einnehmen würden, aber nicht können. Beim Autofahren habe ich das manchmal. Da diskutiere ich regelrecht mit mir selber. In der Trance Arbeit, sei es im Trance Healing, inspirierten Sprechen oder Channeling, sind innere Diskussionen fehl am Platz.

Ich achte mich auf dieser Stufe, auf allen vorangegangenen und noch kommenden Stufen, wenn mir Gedanken oder Bilder kommen, immer auf meinen Atem. Lasse dabei die Informationen kommen und durch mich hindurchfließen. Ich praktiziere in diesem Moment Trance Healing und habe nichts weiter zu tun als nichts. Ohne Gewalt oder „ich muss"-Gefühl schaue ich einen auftauchenden Gedanken für einen kurzen Augenblick an und nehme ihn wahr. Ich atme an den Gedanken heran, in ihn hinein und durch ihn und mich hindurch in den Boden. So verschwindet er und ich laufe nicht Gefahr, „aufzuwachen". Den Gedanken festzuhalten, würde bedeuten, nicht loszulassen. Ihn zu verfolgen oder zu verhindern suchen ebenfalls. Beides sind aktive Handlungen und verhindern das Wirken der geistigen Welt.

Ist ein auftauchender Gedanke von Bedeutung, wird er zu gegebenem Zeitpunkt wieder „wie aus dem Nichts" erscheinen. Entweder im Gespräch nach der Behandlung, wenn der Patient mir seine Erlebnisse schildert, Fragen stellt oder ich ihm etwas erzähle, oder später, wenn ich für einen Patienten etwas notiere, das ich ihm mit auf den Weg gebe. Selbst die Infos, die kommen, wenn ich zu Beginn einer Trance Sitzung in die Tiefenentspannung rutschte, kann ich erst nach der Behandlung gebrauchen.

Die Tiefenentspannung ist also eine sehr spezifische Energieebene. Die Ebene des Einstiegs in die geistige Welt und umgekehrt der Zugang der geistigen in die materielle Welt. Höhere Schwingung prallt auf niedrige Schwingung und beide Schwingungsarten beleben sich gegenseitig. Dabei ist es – Sie haben es bemerkt – ein deutlicher Unterschied, ob wir einen sehr entspannten Zustand durch Meditation erreichen oder ob wir in eine Trance geführt werden.

Stufe 3 - Trance

Nun gelangen wir in die eigentliche Trance. Ist die Tiefenentspannung noch durch Meditations- und Entspannungstechniken zu erreichen, ist das Erreichen der Trance im Trance Healing nur durch die Führung des Helferwesens oder Hypnose möglich. In anderen Kulturen kämen für diese Phase auch Trommeln, Tanz, bewusstseinserweiternde Substanzen oder rituelle Gesänge zum Zug. Bei praktizierenden Medien kann dieser Zustand während der Arbeit sogar „plötzlich" auftreten. Plötzlich in Anführungs- und Schlusszeichen, denn es ist nicht wirklich plötzlich. Es kündigt sich lediglich anders an und das Medium merkt es in diesem Moment nicht. Es geschieht in einem solchen Moment, weil eine Notwendigkeit dafür besteht und das Medium bei der Arbeit mit seinem Helferwesen verbunden ist. Ohne diese Verbindung kann kein Medium arbeiten. Die Schauergeschichten, dass es einfach so geschehen kann und ein Mensch das Seinige nicht dazugetan hat, glaube ich nicht. Besessenheit, wie sie in Filmen dargestellt wird oder einzelne kirchliche Vertreter uns glauben machen wollen, gibt es nicht.

Der Teil unseres Egos, der für das Loslassen und Zulassen zuständig ist, tritt in dem Moment, in dem Sie in Trance gelangen, beiseite – wenn Sie das wollen. Lassen Sie es nicht zu, wird es nicht geschehen. Sie treffen diese Entscheidung, weil Sie für Entscheidungen zuständig sind. Man kann es auch den freien Willen nennen.

Das ist nicht für jeden nachvollziehbar. Es ist ein Moment, in dem Sie freiwillig die Kontrolle einer anderen Kraft überlassen. Keiner Kraft, die Macht über Sie erlangen möchte, sondern einer Kraft, die Teile Ihres Wesens nutzen will. Sie will Ihr Energiefeld nutzen, um zwei Welten zusammenzuführen. Im Trance Healing um zu heilen. Trancearbeit ist jedoch vielschichtig und somit können, je nach Veranlagung des Mediums, auch andere Phänomene auftreten. Das Singen in Trance oder das Sprechen eines Geistwesens durch das Medium bis hin zu physischen Phänomenen. Relativ häufig wird beispielsweise die Lautstärke von Musik verändert, wenn eine solche im Hintergrund abgespielt wird. Zuschauer nehmen öfters Temperaturveränderungen oder Zugluft wahr, selbst in geschlossenen Räumen, wo keine Zugluft herrscht. Doch es ist Ihrer Entscheidung unterworfen – wofür Sie sich zur Verfügung stellen.

Worte können heilender wirken als manche Medizin und auftretende Phänomene nicht nur die Anwesenheit einer Kraft aufzeigen, sondern auch Gewissheit vermitteln. Für den Zweifelnden ist Gewissheit eine Form der Heilung. Nicht zuletzt werden Sie als Heilmedium gestärkt, während dem gesamten Prozess, da Sie lernen, Heilung zuzulassen und Vertrauen zu gewinnen. Ihr gestärktes Selbstvertrauen ist dann Heilung für Sie und Ihre Klientel. Haben wir nicht alle in bestimmten Bereichen unseres Lebens Schwierigkeiten loszulassen und/oder zuzulassen? Ja, wir können uns ruhig eingestehen, dass wir ab und zu an einem Mangel an Selbstvertrauen leiden. Wäre das nicht der Fall, würden wir unser Leben anders leben, würden wir immer die Dinge tun, die wir gerne tun möchten. Daran arbeiten unsere Helferwesen mit uns – während jeder Trance Sitzung.

Stufe 3 – die Trance – ist eine natürliche Verstärkung der Stufe 2. Es ist eine sehr spezifische Energie, auf feinstofflicher Basis des Helferwesens bzw. der geistigen Welt. Unser physisches Wesen, unser Ich, tritt mehr und mehr zurück, wenn wir uns der inneren Schöpferkraft hingeben. Unser geistiges Wesen, unser Geist, mit den Lösungen für Probleme, Krankheiten und Themen unseres Lebens, kommt nach vorne. Die Lösungen werden in unserem physischen Energiefeld gespiegelt - das geistige Wesen des Patienten wird angezogen, denn Gleiches zieht Gleiches an. Die Probleme, Krankheiten und Themen des Patienten, die in diesem Moment im Vordergrund stehen, werden ebenfalls gespiegelt und, wenn möglich, den Lösungen angepasst.

Trägt der Klient Lösungen für die ungelösten Probleme des Heilmediums in sich, funktioniert das Ganze auch in die Gegenrichtung. Und das völlig reibungslos. Darum fühlen sich nach einem Trance Healing immer alle Beteiligten besser. Das Heilmedium, das sich bedingungslos hingibt und seine Energie zur Verfügung stellt, um zu heilen, erhält demnach auch Heilung für sich selber. Viele Heilmedien und Geistheiler bemerken das nicht. Da geht unter, dass, während der Behandlung, das Medium gleich ist wie sein Patient. Gleiches zieht Gleiches an. Im Trance Healing nutzt auch das Helferwesen des Patienten die Gelegenheit und Ihr Energiefeld, um Ihnen zu helfen. Das Energiefeld des Patienten wird dabei nicht angetastet, denn dieser hat keine Einwilligung erteilt, sein Feld zur Verfügung zu stellen.

In Trance nimmt der Anteil an Kommunikation zwischen Medium und Geistwesen ab. Die Kommunikation ist der physischen Energie sehr nahe, weil sie unser Gehirn benötigt. Die Heilkraft nimmt in Trance hingegen zu, denn je mehr wir loslassen können, umso mehr physische Energie steht den helfenden Kräften der geistigen Welt zur Verfügung. Es ist nicht, wie bei spirituellen Heilern häufig angenommen und bildlich dargestellt, ein Strom von Energie, der aus der geistigen Welt durch das Medium in den Patienten fließt. Es ist ein zur Verfügung stellen der physischen Energie als Werkzeug für das Helferwesen. Der Mensch ist kein leerer Topf, in den Energie wie eine Flüssigkeit fließen kann. Wir nutzen solche Bilder nur um unseren Verstand zu beschäftigen und unserem Ego eine Vorstellung von einem Vorgang zu ermöglichen, den es sich schlecht vorstellen kann.

Sie können sich den Energiestrahl aus dem Kosmos durch Sie und Ihre heilenden Hände hindurch ausmalen und vorstellen wie sie wollen, er wird dadurch nicht zu Realität. Der Mensch ist immer voller Energie, weil er aus Energie besteht. Das Helferwesen hilft dem Patienten, seine bestehende physische Energie umzuwandeln. So wie sich ein Stück Eisen, mit Hilfe eines Magneten, in einen Magneten wandeln kann, so kann sich ein Patient, mit Hilfe eines Helferwesens und einem Medium, in einen „Nicht-Patienten“ wandeln. Dem sagen wir Selbstheilungskräfte.

Was Sie auf der Trance Ebene wahrnehmen, haben Sie nach der Trance Sitzung zumeist bereits wieder vergessen. Ähnlich den Träumen, wenn Sie schlafen. Wir wissen aus der Traumforschung, dass wir im Schlaf dauernd träumen und unser Gehirn sogar aktiver ist als tagsüber. Nur erinnern wir uns am Morgen kaum daran, was wir geträumt haben – mit Ausnahme der bereits erwähnten Träume während bestimmter Phasen. Wenn Sie nach dem Aufwachen aus Ihrer Trance dennoch alles wissen, sind Sie höchstwahrscheinlich nicht über die Stufe 2 hinausgekommen. Das ist nichts Schlechtes oder Falsches. Es ist das, was im Moment für Sie möglich oder notwendig ist – oder für Ihren Patienten. Bei Behandlungen geschieht das öfters. Je nachdem, was behandelt wird, benötigt es eine spezifische oder eher feinstoffliche Energie. Das zu entscheiden überlassen wir dem Helferwesen, das uns in den jeweils benötigten Zustand führt, denn es verfügt über die nötigen Informationen. Das Heilmedium dient lediglich dem Wunsch, zu helfen und zu heilen und stellt sich dafür zur Verfügung. Es ist, wie wenn Sie einer Organisation für Bedürftige eine Spende zukommen lassen. Als Spender haben Sie das Recht zu sagen, für was ihr Beitrag verwendet werden darf, aber nicht wie. Darum ist es sinnlos, sich auf eine Behandlungsweise für Ihren Patienten festzulegen. Das übernimmt das Helferwesen aus der geistigen Welt. Sie können das getrost abgeben.

Wollen Sie zum Beispiel, dass Kopfschmerzen verschwinden, konzentrieren Sie sich am besten nicht auf diese. Diese sind nur das Symptom, so wie jede Manifestation einer Krankheit nur ein Symptom ist. Im Trance Healing überlassen wir Symptome grundsätzlich den Helferwesen der geistigen Welt. Wir müssen das nicht kommunizieren, lediglich die geistige Welt mit genügend physischer Energie versorgen, damit Geistwesen mit Geistwesen arbeiten und der physische Körper dies in Form von Heilung ausdrücken kann. Doch wir sind bei den Stufen der Trance und da geht es noch weiter – oder tiefer. Unser Helferwesen führt uns, wenn wir mehr und mehr vertrauen und dadurch loslassen, auf die nächste Stufe, die Trance Kontrolle.

Stufe 4 – Trance Kontrolle

Es scheint paradox; je tiefer wir in Trance sinken, je mehr wir unseren Geist öffnen, umso physischer wird die Energie, die uns begegnet. Aber das hat seinen Grund. Es ist das Ziel, in Trance unser physisches Energiefeld für die Dauer der Sitzung oder Behandlung dem Helferwesen aus der geistigen Welt zu überlassen. Und mit unserem Energiefeld auch unseren Körper, damit die Helferwesen auf alle Ressourcen zugreifen können. In der Trance Kontrolle kann ein Wesen der geistigen Welt beispielsweise von unserem Sprachzentrum Gebrauch machen. Es kann durch uns sprechen, weil wir uns auf dieser Ebene der Trance vollkommen frei machen können und für einige Zeit nicht mehr an unserem physischen Körper festhalten. Unser Ich geht dafür einen Schritt zur Seite. Das tut das Ich unter Umständen auch auf Stufe drei, der Trance. Lassen Sie sich nicht verwirren. Die Stufen von denen wir hier sprechen sind nur eine Vorstellung, um verschiedene Tiefen der Trance zu veranschaulichen. Trance Zustände sind fließende, in sich verwobene und verbundene Zustände, die manchmal sogar zur gleichen Zeit auftreten, also nicht zwingend nacheinander geschehen. Zeit ist für ein Geistwesen inexistent – es lebt nur in der Gegenwart. Also geschieht für das Geistwesen alles gleichzeitig. Das kann unseren linear denkenden Verstand verwirren und an seine Grenzen bringen.

Wenn ein Geistwesen dank der Trance Kontrolle durch uns spricht, ist das intensiv und faszinierend und „reißt" uns zu Beginn – weil wir uns im tiefenentspannten Zustand selber sprechen hören – manchmal aus der tieferen Trance in eine leichtere Stufe der Trance. Was wiederum Zeit in Anspruch nimmt, weil unser Helferwesen uns erneut in einen tieferen Zustand führen muss.

Aber warum hören wir uns selber sprechen, wenn wir doch in Trance sind? Das geschieht, weil die Natur unser Gehör besonders gut ausgebildet und entwickelt hat. Das Gehör ist unsere

Alarmanlage und der letzte unserer Sinne, der „abgeschaltet" wird. Das gilt gleichsam, wenn wir uns schlafen legen, vom Anästhesisten eine Narkose erhalten oder hypnotisiert werden. Das Gehör schläft als letztes ein – auch wenn der Körper schon lange bewegungsunfähig oder empfindungslos ist, ist unser Gehör noch voll da. Eltern kennen das aus Erfahrung: Egal, wie tief sie schlafen, ihr schreiendes oder wimmerndes Kind weckt sie immer zuverlässig auf.

In einer Trance Sitzung wollen wir nicht aufwachen, dennoch geschieht es – besonders zu Anfang. Wie sollen wir darauf reagieren? Ganz einfach: Wir fahren fort mit dem, was wir tun. Wir atmen, entspannen und überlassen uns weiterhin dem Helferwesen - oder sprechen weiter, wenn wir zu sprechen begonnen haben. Zu Beginn benutzen wir sogar den schnellen Verstand und fügen dem Gehörten Worte hinzu, die wir aus einer Inspiration heraus erhalten haben oder auf Grund unserer Erfahrungen in uns abgespeichert sind. Das entspricht nicht den meist zu hohen Erwartungen des Mediums an sich selber. Doch es geschieht und wir können es nicht verhindern, wenn wir diesen Prozess durchlaufen, und uns mehr und mehr in Trance kontrollieren lassen. Es ist ein „sich an die Sache herantasten". Darum kommt es vor, dass nicht alles, was ein Medium in Trance sagt, von Wesen aus der geistigen Welt kommt. Selbst sehr erfahrene Trance Medien sind nicht immer zu 100% bereit. Je öfter man aber diesen Zustand erreicht und das Sprechen zulässt, und je deutlicher man dem Wesen aus der nichtmateriellen Welt die Erlaubnis erteilt, das Sprachzentrum zu nutzen, umso grösser wird der Anteil der „reinen" Nachricht – bis hin zu einer 100%igen Kommunikation aus der geistigen Welt. Manchmal sogar in einer dem Medium völlig unbekannten Sprache!

Während der Lehrgänge und auch an Übungstagen haben Studenten beispielsweise schon mehrmals in unbekannten Sprachen gesprochen. Die Studenten hörten sich dabei selber sprechen, wenn sie in Trance waren, hatten jedoch keine Ahnung, was sie sagten. Zugegeben, viele Menschen brauchen nicht in Trance zu gehen, um nicht zu wissen, was sie sagen. In einem von mir erlebten Fall hat eine Teilnehmerin die Worte aber aufgezeichnet, in ihren Computer eingegeben und gegoogelt. Es stellte sich heraus, dass die Studentin in Trance in der Sprache eines nordamerikanischen Indianerstammes parlierte. Sie selbst stammte aus der Ostschweiz und hatte keinerlei Indianerblut in sich – wohl aber eine starke Affinität zur Natur und zum Schamanismus.

Eine andere Teilnehmerin wechselt in Trance von ihrem Schweizer Dialekt zu lupenreinem Grazer Dialekt, wie er im 18. Jahrhundert gesprochen wurde. Witzig, schlagfertig und pointiert. Die Zuhörer konnten Fragen stellen, das Geistwesen gab präzise Auskunft – ohne irgendwie Zeit zum Nachdenken über die Frage zu benötigen. Die Antwort kam fast zeitgleich zur Frage. Die Angaben des Geistwesens waren alle nachvollziehbar. Die Teilnehmerin wusste von nichts, als sie aus der Trance zurück war. Sie hörte sich selber nicht sprechen und wusste dem zu Folge auch nicht, was sie gesagt hatte.

Ein Indianer und ein Grazer aus dem 18. Jahrhundert sind gut nachvollziehbar, wenn sie durch uns sprechen. Das waren einmal Menschen, sie haben physische Erinnerungen, die sie mitteilen und austauschen können, um zu kommunizieren. Was aber geschieht, wenn ein Wesen höherer Schwingungsebenen – das wir beispielsweise als Engel oder gar Erzengel bezeichnen – durch uns spricht? Wesenheiten, die keine menschliche Manifestation durchlebten und deren Schwingung deshalb in uns keine Körpererinnerung hervorrufen kann? Können wir solche Wesen channeln? Es gibt Medien, die das behaupten.

Die Sache hat einen Haken: Je höher die Schwingung, desto weniger physisch ist sie. Eine Engelenergie beispielsweise ist von der physischen Energie sehr weit entfernt. Unsere Sprache ist aber rein physisch – von der Auslösung eines Bildes oder eines Gedankens im Hirn, das wir benötigen, um sprechen zu können, bis hin zur Produktion des Schalls mit Hilfe der Stimmbänder, der Muskulatur und unserem Knochenbau. Worte sind physisch geprägt, voll von Bildnissen und Gleichungen der materiellen Welt. Wie sollen wir das Nichtmaterielle erklären, das weit entfernt von unserer dualen Welt schwingt und für das Hirn keine greifbare oder beschreibbare Form besitzt? Wie können wir diese unvorstellbaren Informationen in eine für das Ich verständliche und vorstellbare Sprache umwandeln? Über die Musik? Das Malen? Das Schreiben?

Darum ist Skepsis angebracht, wenn ein Medium einen Erzengel channelt und dabei noch das Gesagte erklärt, weil es der Meinung ist, die Anwesenden könnten nicht verstehen, was der Erzengel meint. Denn das Unbeschreibliche entzieht sich der Beschreibung. Wir können es zwar erfahren, aber nicht verbal transportieren. In Trance können wir diese Energien wahrnehmen und erleben, wenn wir uns von unserem Helferwesen dahin führen lassen. Für jemanden, der diese Schwingungsebenen auf diese Weise bereisen kann, besteht kein

Grund, das Erlebte danach in Worte fassen zu müssen. Aber wenn er sie in Worte fasst, dann sind es liebevolle, dankbare und demütige Worte, die dafür verwendet werden. Engel belehren nicht.

Im Trance Healing brauchen Sie sich darüber keine Gedanken machen. Da lassen Sie kommen, was kommt und tun nichts, außer sanft und liebevoll ein- und auszuatmen. Geschieht, hören oder fühlen Sie etwas, das Ihre Aufmerksamkeit auf anderes als Ihren Atem und Ihre Entspannung lenkt, atmen Sie an dieses Etwas heran, in es hinein und durch es und sich hindurch in den Boden und halten Sie es keinesfalls fest. Lassen Sie es wieder los. Seien Sie purer Atem und lassen Sie sich in jeden Zustand führen. Vertrauen Sie Ihrem Helferwesen. So sehr, dass Sie Ihr ganzes Bewusstsein für die Dauer der Sitzung oder Zusammenarbeit mit der geistigen Welt zur Verfügung stellen. Alles Weitere wird früher oder später von alleine geschehen.

Stufe 5 - Bewusstseinskontrolle

Die Bewusstseinskontrolle ist die nächste Stufe und bezieht, neben feinstofflichen und physischen Ebenen, die emotionale Ebene eines Menschen mit ein. Ihr Helferwesen kann auf dieser Stufe nicht bloß auf Teile Ihres Körpers, wie beispielsweise das Sprachzentrum, zugreifen, sondern Ihren ganzen Körper steuern. Unser Körper wird nämlich zu einem großen Teil über Emotionen gesteuert. Deshalb kann das Helferwesen während der Trancesitzung Teile Ihres Bewusstseins wach werden lassen und gleichzeitig andere Teile weiterhin nutzen. Das ist sehr hilfreich, wenn Heilsitzungen an öffentlichen Orten stattfinden.

Mir kommt es vor, als ob wir diese Ebene häufiger beobachten können und Sie haben sie vielleicht bereits selber erlebt. Bei einem Musiker, der „wie in Trance" spielt oder einem Sportler, der nach einem Wettbewerb erzählt, dass sich alles „wie im Film" abgespielt habe, „wie von Geisterhand gesteuert". Ich bin mir an einem Kurs oder Vortrag und sogar in tiefen Gesprächen mit Freunden nicht immer sicher, ob ich es bin, der etwas sagt, oder jemand Anderes die Antwort auf eine Frage gibt. Für mich ist das mittlerweile normal. Trancezustände sind schließlich natürliche Zustände. Es ist schade, dass wir uns so weit von uns selber entfernt haben, dass wir diese natürlichen Fähigkeiten wieder mühsam erlernen müssen. Ich erinnere mich gut daran, als Jugendlicher mehrfach Trancezustände erlebt zu haben. Natürlich kann ich diese Zustände erst jetzt, im Nachhinein, als Trancezustände bezeichnen, da ich mein heutiges Wissen damals nicht gehabt habe.

Wie ich im ersten Teil erwähnte, war ich als Jugendlicher ein begeisterter Skifahrer. Dabei war ich nie in einer Skischule. Mein Vater, der aus Holland stammte und das Skifahren erst als Erwachsener erlernte, konnte es mir nicht beibringen. Er ermöglichte es mir jedoch. Und weil meine Eltern im Winter wegen Ihrer Arbeit kaum Zeit hatten, waren sie froh, wenn ich und meine Geschwister beschäftigt waren. So verbrachte ich im Winter jede freie Minute auf Skiern.

Meine Leidenschaft war die Buckelpiste. Als ich gerade 18 geworden war, überzeugte mich ein Freund, der an Freestyle Weltcuprennen teilnahm, einmal ein Rennen zu bestreiten. Ich sei richtig gut und hätte reelle Chancen. Natürlich war ich dabei und wir fuhren mit dem orangen VW Käfer meines Freundes an einen Schweizercup. Durch die Beziehungen meines Freundes erhielt ich eine Lizenz, um gleich in der höchsten Leistungsklasse antreten zu können. Ansonsten hätte ich mich erst zwei Jahre durch tiefere Klassen „hocharbeiten" müssen. Das war mein Glück.

Das Rennen wurde in zwei Teilen gefahren. Es gab den Vorlauf und danach das Finale der besten 16, das im K.O.-System ausgetragen wurde. Der Erstplatzierte des Vorlaufs fuhr gegen den 16ten, der Zweite gegen den 15ten. Runde um Runde, bis noch zwei Fahrer übrig waren, die um Platz Eins und Zwei buhlten. Es war ein auf und ab.

Es waren einige Fahrer der damaligen Nationalmannschaft mit im Rennen. Ich freute mich riesig dabei sein zu dürfen, obschon ich nicht einmal die Regeln richtig kannte. Ich wusste nur, dass ich so schnell wie möglich die Buckelpiste runtersausen musste, unterwegs zwei Sprünge zu absolvieren hatte und dabei eine gute Figur abgeben sollte.

Als im Vorlauf die Reihe an mir war, geschah etwas Sonderbares. Vom ersten Schwung an hatte ich keine Kontrolle über meinen Körper. Es fühlte sich an, als ob jemand Anderes fahren würde. Mehr noch, ich konnte mich während der ganzen Fahrt selber beobachten. Als es zum ersten Sprung kam, fühlte ich meinen Körper ideal über den Absprung ziehen und sich in die Höhe katapultieren. Meine Beine machten zwei große Schritte in der Luft. Ein Sprungmanöver, das ich zuvor noch nie trainiert hatte. Ich landete perfekt in der Falllinie und raste weiter.

Beim zweiten Sprung gelang es mir, noch höher zu springen. Meine Beine gingen erst in einen Spagat nach vorne, um danach nach hinten und dann wieder zusammen in eine andere Sprungfigur zu klappen. Die Landung war wieder perfekt und nach wenigen weiteren Schwüngen über die Buckel durchfuhr ich das Ziel. Der zweite Sprung war in dieser Kombination an Freestyle Wettbewerben bis dahin noch nie gezeigt worden. Ich selbst hatte von der Kombination lediglich von meinem Freund gehört, der davon gesprochen hatte, dass er den Sprung einmal versuchen wolle.

Ich gewann den Vorlauf mit einem riesigen Vorsprung auf alle Konkurrenten. Wie ich das gemacht habe, bzw. wie das überhaupt möglich war, wusste ich nicht. Ich wurde von einem Autopiloten gelenkt. Die weiteren Fahrten waren dann geteilt. Manchmal fuhr ich, manchmal wurde ich gelenkt. Die beiden Sprünge absolvierte ich in jedem Lauf bis zum Finale um Platz Eins und Zwei. Zu guter Letzt hatte ich gegen meinen Freund anzutreten. Wir lachten ohne Ende. Mein Freund war der glückliche Sieger und ich der ebenso glückliche Zweitplatzierte. Fast die gesamte Schweizer Elite hinter uns.

Wenige Wochen danach fuhr ich das zweite Buckelpistenrennen meines Lebens an der Juniorenweltmeisterschaft in Frankreich, wo ich den zehnten Platz belegte. Die darauffolgende Saison war ich bereits Mitglied der Schweizer Nationalmannschaft und erreichte in Europacuprennen mehrere Podestplätze.

Es folgten viele Rennen, bei denen sich dieses Gefühl des „gefahren-werdens“ wiederholte. Doch mit der Zeit nahm es ab, bis es beinahe gänzlich verschwand. Interessanterweise tauchte das Gefühl nie auf, wenn ich mich unter Druck setzte und unbedingt gewinnen wollte. Fuhr ich aus purer Freude heraus, ohne mit einem Auge auf den Pokal zu schielen, war es am Stärksten. Heute weiß ich, dass ich die Stufe der Bewusstseinskontrolle schon als 18jähriger spielend leicht erreichen konnte – in den Bereichen, die ich aus purer Freude an der Sache und mit voller Hingabe machte. Irgendwann verschwand diese Fähigkeit jedoch und tauchte erst wieder auf, als ich nach einem längeren Irrweg über den Erfolgs- und Geltungsdrang wieder zur Freude am Spielen und Leben zurückfand.

Ich weiß, es gibt Medien, die jetzt aufschreien und sagen, was ich schreibe könne nicht stimmen. Das sei gar nicht möglich. Und wenn, dann nur nach jahrelangem „Sitting in the Power“ und einer fundierten, mehrjährigen Ausbildung. Es gäbe nur wenige Ausnahmemedien, die in dem Alter schon über solche Fähigkeiten verfügen. Mein Vater hatte das auch gesagt. Er war sehr skeptisch. Ohne Training und Schulung? Aber nach meinem ersten großen Rennen, als ich mit der Trophäe und gehörigem Muskelkater nach Hause kam und danach weitere Erfolge feiern konnte, wandelte sich seine Skepsis in Stolz. Er wurde mein größter Fan.

Mein Beispiel soll nicht den Sinn langjähriger Ausbildungen anzweifeln. Überhaupt nicht. Mein Beispiel soll zeigen, dass jeder Mensch Fähigkeiten in sich trägt, von denen er manchmal nicht zu träumen wagt. Oft, weil nahestehende Personen – Eltern, Lehrer oder Freunde – ihm nichts zutrauen. Nicht die Meinung der Menschen im Außen ist wichtig. Was zählt, ist die Verbundenheit im Inneren. Eine sehr tiefe Trance heißt nicht in jedem Fall, dass Sie schlafen wie ein Baby. Der Zustand ist vom Helferwesen bestimmt. Der Grad der Tiefe Ihrer Trance ebenfalls. Von Ihrer Seite her ist es das Loslassen von allem, das reine Sein und die Hingabe, die eine Bewusstseinskontrolle ermöglichen. Was daraus wird, ist ein kreativer Akt. Das Schaffen von etwas, das durch alle Ebenen hindurch in der materiellen Welt seinen Ausdruck findet. Denn hier in unserer dualen Welt kann man alles ausdrücken. Auf eine Art und Weise, wie es in keiner anderen Ebene oder Dimension möglich ist. Genau das will Ihr Helferwesen für Sie! Dass Sie Ihren Herzenswunsch auf der materiellen Ebene ausdrücken. Auf die

Ihnen eigene Art und Weise. Egal, was Sie sich von Herzen wünschen: Lassen Sie sich von Ihrem Wesen dabei helfen. Vielleicht führt es Sie auf die nächste Stufe der Trance und übernimmt für ein paar Momente die komplette Kontrolle.

Stufe 6 – Komplette Kontrolle

Die komplette Kontrolle über alle energetischen Ebenen des Mediums durch das Geistwesen ist Stufe 6. Auf dieser Stufe kann sich das Medium 100%ig zurücknehmen und übergibt vollständig an das Helferwesen oder die spirituellen Heiler. Auf dieser Ebene geschehen Wunder, denn es ist eine direkte physische Beeinflussung durch die geistige Welt möglich. Im Trance Healing am Medium genauso wie am Patienten. Es gibt Heiler, die diesen Zustand regelmäßig erreichen und Unmögliches scheinbar mühelos möglich machen. Es gibt malende Medien die in diesem Zustand mit geschlossenen Augen und nur mit den Fingern innert wenigen Minuten perfekte Ölgemälde auf die Leinwand zaubern oder Heiler, die Operationen mit oder ohne Hilfsmittel direkt und vor den Augen von Zuschauern durchführen.

Was in diesem Zustand erreicht werden kann, hängt von der Qualität der Zusammenarbeit mit dem Helferwesen ab. Es benötigt viel Vertrauen und Hingabe, um ein Zusammenspiel aller Möglichkeiten zu erreichen. Aber es ist möglich und es gibt haufenweise Beispiele dafür. Es geht schon lange nicht mehr darum, zu beweisen, dass es übersinnliche Phänomene gibt. Denn es ist hundertfach schwieriger all die Beweise, die dokumentiert und bewiesen wurden, zu verneinen und die Ignoranz des „so etwas gibt es nicht" aufrecht zu erhalten.

Jede Stufe der Trance hat ihre Besonderheiten und ist den anderen Stufen gleichwertig. Unser Helferwesen führt uns auf jene Ebene, welche für uns erreichbar ist und für den Patienten die größtmögliche Hilfe bietet. Je öfter wir Trance praktizieren, umso tiefer können wir gelangen, umso besser können wir loslassen. Wichtig ist jedoch nicht nur die Tiefe der Trance, sondern auch die Flexibilität innerhalb des veränderten Bewusstseinszustands.

Bei einer Trance Healing Behandlung wird auf verschiedenen Ebenen gearbeitet. Auf der mentalen Ebene sind wir bei Stufe 2 oder 3. Im emotionalen Bereich wirkt die Kraft auf Stufe 2 oder wir sinken dafür auf Stufe 5. Wird auf der physischen Ebene eines Körpers behandelt, führt uns das Helferwesen auf Stufe 4. Manchmal benötigt ein Patient lediglich einen guten Zuhörer und wir verbleiben darum während der ganzen Behandlung auf Stufe 1. Aber hängen Sie sich nicht an das Bild mit den Stufen; es ist keine Treppe vorhanden. Es sind fließende Wechsel zwischen verschiedenen Schwingungsebenen. Die Stufen sind nur Hilfsmittel, um es unserem Ego leichter zu machen, sich darunter etwas vorstellen zu können. Unser Ich benötigt Bilder, denn unser Hirn denkt in Bildern. Ohne Bilder im Kopf könnten wir zwei und zwei nicht zusammenzählen.

Ob in der Praxis mit Patienten oder in der Übung für uns allein: Die Kunst ist es, sich hinzugeben und zu vertrauen. Wir dürfen keinesfalls werten – in der Trance Arbeit nicht einmal uns selber! Unser Helferwesen führt uns in den Zustand der richtig ist für den jeweiligen Moment. Wir nehmen diesen Zustand einfach an, denn das ist unsere Aufgabe. Als nächste Übung lassen wir uns von unserem Helferwesen in verschiedene uns mögliche Zustände führen. Ich nenne diese Übung „Das Jo-Jo", weil sie mich an dieses Spielzeug erinnert.

Das Jo-Jo

In Trance sind wir entspannt und fokussiert zugleich. Es ist ein von der Umwelt losgelöster Zustand, in dem wir innig mit uns selbst und Gott verbunden sind. Diesen Zustand bildhaft zu beschreiben ist allerdings sehr schwer, wenn nicht gar unmöglich. Es ist die Erfahrung von etwas Größerem. Was sich jedoch in den meisten Beschreibungen von Trance Erlebnissen wiederholt, ist das Gefühl der Verbundenheit und Liebe. Ein Gefühl des Zuhause-Seins. Was bewirkt, dass die Rückkehr in unsere materielle Welt nicht immer leichtfällt. Doch bis jetzt sind alle wieder aus der Trance zurückgekehrt. Wir gehören hierher und sind Teil dieser Welt. Es ist wichtig, mit beiden Füssen auf der Erde zu stehen und aus dieser Position heraus die Verbindung mit dem Göttlichen zu suchen.

Wenn wir die folgende Übung durchführen und Ihnen kommen beim Durchqueren der kommunikativen Stufe verstorbene Personen in den Sinn oder Sie sehen Bilder, die religiöse Gefühle auslösen, ist das normal. Es hindert nicht. Freuen Sie sich darüber, diese Menschen wiederzusehen. Sie kommen aus Freude zu Ihnen. Auch die Gefühle gehören dazu. Energien wirken auf uns und lösen etwas in uns aus, das uns berührt. Lassen Sie es einfach geschehen.

Ich rate Ihnen – wie schon im ersten Teil - von jeglicher Trance Arbeit ab, wenn Sie Drogen konsumieren, unter Einfluss von Alkohol stehen oder Psychopharmaka einnehmen. Bewusstseinsverändernde Substanzen vertragen sich in der Regel nicht mit Trance Zuständen. Es ist zwar richtig, dass Schamanen anderer Kulturkreise während ihrer Rituale bewusstseinserweiternde Pflanzen nutzen, um in Trance zu gelangen. Wir gehören aber keiner solchen Kultur an – wir leben in unserer christlich geprägten Kultur. Drogen werden bei uns meist verwendet, um die Realität zu verdrängen oder Hemmungen abzubauen. Hemmungen bauen wir bei der Trance Arbeit Schritt für Schritt ab und nutzen dafür die positiven Erfahrungen mit unserem Helferwesen. Diese stärken das Selbstvertrauen und das Vertrauen in die geistige Welt. Das wirkt eindeutig nachhaltiger als Drogen.

Falls Sie Drogen benötigen, ein Alkoholproblem haben oder unter psychischen Störungen leiden, lassen Sie sich von einem Arzt helfen. Nutzen Sie Trance Healing als Patient, begleitend zu einer Therapie, die Sie mit Ihrem Arzt besprechen. Das bringt Ihnen mehr und Sie können zu einem späteren Zeitpunkt immer noch mit Trance beginnen. Kommen Sie mit Ihren Füssen auf festen Boden. Dort holen Sie sich auch energetisch die benötigte Kraft, um Großes zu leisten.

Starten wir mit der angekündigten Übung, in der wir uns von unserem Helferwesen in verschiedene Stufen führen lassen, um Unterschiede festzustellen. Ihr Helferwesen sorgt dafür, dass Sie innerhalb Ihrer Möglichkeiten bleiben. Es will das Beste für Sie und hat kein Interesse daran, Sie zu überfordern.

Übung 3

Setzen Sie sich gemütlich hin, schließen Sie die Augen und nehmen Sie ein paar tiefe Atemzüge. Entspannen Sie sich im Bewusstsein, dass Atmen Leben ist und Sie mit allem versorgt sind, das Sie benötigen. Was Sie nicht benötigen, fließt durch Ihren Atem aus Ihrem Körper hinaus.

Atmen Sie ruhig ein und aus und fühlen Sie, wie Sie sich mit jedem Atemzug mehr und mehr entspannen. Alles lockert und löst sich, Atemzug um Atemzug.

Ihr Atem fließt bei jedem Ausatmen in Ihre Füße und durch Ihre Füße in den Boden. Sie können dadurch alles loslassen und vertrauensvoll abgeben. Nichts muss in Ihnen verbleiben, alles darf gehen, alles ist gleichgültig und kommt, zu gegebenem Zeitpunkt, wieder auf Sie zu. Sie werden dadurch leerer und freier, leichter und weiter.

Mit jedem Einatmen verstärkt sich Ihre Verbindung zu Mutter Erde. Aus dem Boden fließt die Kraft der Erde in Sie hinein und durch Sie hindurch ins Universum. Und aus dem Universum fließt ein Strom lichter Energie durch Sie hindurch in die Erde. Sie sind die Mitte, die Verbindung zwischen Himmel und Erde und alles fließt durch Sie hindurch. Ein vertrauter Strom aus erdiger Kraft in die eine und göttlich leichter Kraft in die andere Richtung.

Sie atmen ein und aus und mit jedem Ausatmen entspannen Sie sich mehr und mehr, lockern Sie sich mehr und mehr und sinken Sie tiefer und tiefer in einen ruhigen, losgelösten Zustand innerer Weite und Freiheit.

Zentrieren Sie sich, indem Sie Ihre Aufmerksamkeit auf Ihren Solarplexus lenken. Fühlen Sie, wie Energie durch Ihr Sonnengeflecht ein- und ausströmt. Im sanften Rhythmus Ihres Atems.

Stellen Sie sich Ihre Energiekugel vor, die sich aus Ihnen heraus vor Ihrem Zentrum bildet. Sie wächst mit jedem Atemzug etwas mehr und dehnt sich stetig aus, bis Sie von Ihrer lichten Energie vollkommen umhüllt sind. Atmen Sie in diese Energie und fühlen Sie, wie sie lebt und sich bewegt. Dehnen Sie sich weiter aus, bis Sie den ganzen Raum, in dem Sie sich befinden, mit Ihrer leuchtenden Energie erfüllen.

Bitten Sie nun Ihr Helferwesen, näher zu kommen und Ihnen ein Zeichen seiner Präsenz zu geben. Wenn Sie kein Zeichen fühlen, wissen Sie dennoch, dass es da ist und genau dieses Nichtfühlen das Zeichen seiner Präsenz ist.

Ihr Helferwesen ist groß und steht hinter Ihnen. Sie nehmen es wahr! Stellen Sie sich nun eine Verbindung Ihrer Wahl vor, die von Ihrem obersten Halswirbel aus nach hinten und nach oben zu Ihrem Helferwesen reicht. Bitten Sie Ihr Helferwesen in Gedanken: „Bitte arbeite mit mir und zeige mir die verschiedenen Stufen meiner Trance! Ich erlaube es dir." Dann lassen Sie den Gedanken an die Verbindung, Ihr Helferwesen und Ihre Bitte los und achten sich auf Ihren Atem.

Fühlen Sie, wie er sanft ein- und ausströmt. Sie können ihn beobachten und wahrnehmen. Die etwas kühlere Luft beim Einatmen und die wärmere Luft, angereichert mit all dem, das Sie nicht mehr benötigen, beim Ausatmen. Und bei jedem Ausatmen entspannen Sie sich mehr und mehr.

Ihr Helferwesen lässt Sie tiefer und tiefer in einen tiefenentspannten Zustand sinken. Sie brauchen sich nichts vorzustellen und nichts anzunehmen. Atmen Sie einfach ein und aus und beobachten Sie Ihren Atem. Lassen Sie Ihren Atem ein- und ausströmen, ohne ihn kontrollieren zu wollen.

Wenn Gedanken Sie immer wieder ablenken, nehmen Sie das Bild einer kleinen weißen Feder zu Hilfe, die im unendlichen blauen Himmel vom Wind sanft hin- und hergeschaukelt wird. Die kleine Feder sinkt und sinkt tiefer, ohne jemals den Boden zu berühren. Oder suchen Sie ein Bild Ihrer Wahl, das Sie nach „unten" geleitet.

Nun führt Sie Ihr Helferwesen auf eine mittlere Stufe Ihrer Möglichkeiten und lässt Sie dort einige Minuten verweilen. Es ist eine Stufe, auf der Sie sich wohlfühlen, auf der Sie sich Zuhause fühlen. Sie atmen sanft und ruhig und schweben in Ihrer Mitte. Achten Sie weiterhin auf Ihren Atem, wie er ein- und ausströmt. Lassen Sie Bilder, wenn Sie zu Ihnen kommen, vorbeiziehen. Lassen Sie los.

Nun bitte ich Ihr Helferwesen, Sie noch tiefer in einen tiefenentspannten Zustand zu führen. Lassen Sie es zu, es kann Ihnen nichts geschehen. Ihr Helferwesen führt Sie und Sie brauchen nichts zu tun. Sie atmen lediglich und fühlen ab einem bestimmten Moment, dass Sie nicht mehr atmen, sondern Atem sind. Sie sind Atem, Sie sind Leben. Ihr ganzer Körper ist Atem, ist Leben, ist Energie und dehnt sich aus und zieht sich zusammen im sanften Rhythmus Ihrer Atemzüge.

Nun belässt Sie Ihr Helferwesen einige Minuten in diesem tiefenentspannten Zustand. Seien Sie Atem, lassen Sie sich atmen. Das Leben atmet Sie. Ihr Körper darf „verschwinden" sie brauchen Ihn nicht zu fühlen, er kann sich in lebendige Energie wandeln, in reinen Atem.

Nun bitte ich Ihr Helferwesen, Sie behutsam in eine leichte, kaum spürbare Trance zu führen. Sie aufsteigen zu lassen. Wie der warme Wind eine kleine weiße Feder in die Höhe schweben lässt, bewegt Sie Ihr Helferwesen in einen leichten Zustand der Trance und belässt Sie dort für ein paar Minuten.

Sie haben nun vermehrt Bilder und Gedanken und, wenn Sie wollen, bitten Sie Ihr Helferwesen in Gedanken um ein Bild oder ein Symbol für Sie. Sehen Sie es sich an und nehmen Sie es in sich auf. Sie befinden sich auf einer kommunikativen Ebene, auf der sich der Zugang zur geistigen Welt und der Zugang von der geistigen zur materiellen Welt befindet.

Nun bitte ich Ihr Helferwesen, Sie erneut in die Tiefe zu führen, auf die mittlere Stufe, die Sie bereits kennen, und Sie dort für einige Minuten zu belassen. Lassen Sie es zu und schweben Sie sanft in Ihre Mitte. Sinken Sie tiefer und tiefer und beobachten Sie Ihren Atem, lassen Sie Ihre Bilder davonziehen und seien Sie Atem. Sie brauchen nichts tun, es geschieht ganz von alleine. Genießen Sie diesen Zustand.

Ein weiteres Mal bitte ich jetzt Ihr Helferwesen, Sie in die Tiefe zu führen. Auf die tiefste Ihnen mögliche Stufe. In eine tiefe Entspannung, in der Sie vollkommen losgelöst von Ihrem Körper die Weite und die Freiheit Ihres Geistes erleben können. Sie können an jeden Ort der Welt reisen, ohne sich nur einen Zentimeter zu verschieben. Sie sind überall und an allen Orten gleichzeitig. Ihr Geist ist auf Reisen und Ihr Körper sitzt entspannt auf einem Stuhl und ist bereit dafür, dass Ihr Helferwesen mit ihm arbeitet.

Nun bitte ich Ihr Helferwesen, Sie erneut in Ihre Mitte zu führen, auf die Stufe, die Sie bereits kennen, und Sie dort wieder für einige Minuten zu belassen. Ihr Geist kehrt zu seinem Körper zurück. Lassen Sie es zu und schweben Sie sanft in Ihre Mitte. Beobach-

ten Sie Ihren Atem, lassen Sie Ihre Bilder, wenn wieder welche kommen, davonziehen und seien Sie Atem. Sie brauchen nichts tun, es geschieht noch immer von ganz alleine. Genießen Sie diesen Zustand.

Nun bitte Ich Ihr Helferwesen, Sie sanft und liebevoll ins Hier und Jetzt zurückzuführen. Sie Stufe um Stufe aufsteigen zu lassen und Ihnen ein Gefühl zu geben, an das Sie sich erinnern können und es somit wiedererkennen werden. So wissen Sie in Zukunft, dass die Trance beendet wird, wenn dieses Gefühl in Ihnen aufsteigt.

Lassen Sie sich weiterhin entspannt führen. Nehmen Sie ein, zwei tiefere Atemzüge und machen Sie sich Ihren Körper bewusst. Bewegen Sie ein wenig Ihre Zehen und fühlen Sie den festen Boden unter Ihren Füssen. Bewegen Sie Ihre Finger und strecken und recken Sie sich. Lassen Sie das Blut wieder bestimmter zirkulieren.

Willkommen zurück. Trinken Sie einen Schluck Wasser und kommen Sie an im Hier und Jetzt.

Wenn Sie Glück haben, können Sie Ihre Erlebnisse Anderen mitteilen und erhalten deren Erfahrungen erzählt. Wir lernen voneinander! Wenn Sie alleine sind, machen Sie sich Notizen. Es ist einfacher zu reflektieren, wenn Sie Ihre Erlebnisse und Gefühle aufschreiben. Erinnern Sie sich bitte an das Symbol oder Bild, um das Sie gebeten haben, denn es beinhaltet eine Botschaft für Sie, die durchaus von Bedeutung sein kann.

Konnten Sie die Unterschiede der verschiedenen Stufen wahrnehmen? Es waren die Stufen, die für Sie zum jetzigen Zeitpunkt möglich sind. Welche Stufen wir erreichen, ist aber immer individuell. Jeder Mensch ist anders. Machen Sie sich darum keine Gedanken, wenn Sie kein Gefühl von „Tiefe" erlebt haben. Sie haben im Moment einfach noch nicht ganz loslassen können oder sollen noch nicht komplett loslassen. Das Ganze ist ein Prozess und keine Instant-Methode. Die gibt es nicht in der Trance Arbeit. Hier gibt es nur kleine Schritte und diese kommen einer nach dem anderen, wie beim Bergsteigen. Ein Sherpa im Himalaya, der das Gepäck reicher Bergtouristen einen 8000er hochschleppt, trägt seine Last mit stoischer Ruhe und macht einen kleinen Schritt nach dem anderen. Er geht nicht bloß einmal in seinem Leben auf einen 8000er. Er steigt den Berg in seinem Leben vielleicht mehr als zwanzig Mal hoch. Da ist es wichtig, sich nicht zu überanstrengen. Bei der

Trance Arbeit ist es genauso. Strengen wir uns an, geht gar nichts. Überanstrengen wir uns, verlieren wir die Freude daran und hören auf. Zudem gibt es für die geistige Welt verschiedene Möglichkeiten, mit Ihnen zu arbeiten – Trance Healing ist nur eine der vielen Möglichkeiten. Es kann gut sein, dass Ihre Fähigkeiten auf einer ganz anderen Ebene liegen. Was nicht heißt, dass das, was die geistige Welt mit Ihnen vorhat, weniger gut oder besser ist. Es heißt lediglich, dass Sie auf eine andere Art und Weise heilen.

Wenn ich meine Trance Arbeit betrachtete, habe ich mich selbst oft gefragt, was ich damit eigentlich bewirken will. Pro Woche führe ich beispielsweise nur eine bestimmte Anzahl Behandlungen durch. Einerseits, weil ich nicht allzu viel Zeit dafür habe, und andererseits, weil ich nicht täglich Behandlungen durchführen will. Die Behandlungen, die ich durchführe, sind gut und wirken wundervoll. Es gefällt mir und fühlt sich nie wie Arbeit an. Ich bin ein ganz passables Heilmedium und habe einige physische Phänomene am und im Körper meiner Patienten miterleben dürfen. Trotzdem ist das Heilen alleine nicht mein Ding. Bei mir haben sich nämlich einige Eigenschaften herauskristallisiert, die genauso heilend sind wie ein physisches Phänomen. So kann ich die meisten Menschen auf einfachste Art und Weise in veränderte Bewusstseinsstufen führen. Das heißt, ich kann Ihnen beibringen, wie das geht. Ich habe ein starkes morphogenetisches Feld schaffen können, in dem alle, die Trance Healing „Made in Switzerland" lernen wollen, sich sofort und ohne Probleme zurechtfinden und die passende Unterstützung erhalten.

Wer die in meinen Büchern beschriebenen Übungen absolviert hat, wird bestätigen, dass diese funktionieren. Bitte ich im Buch ein Helferwesen der geistigen Welt darum, Ihnen einen bestimmten Zustand zu ermöglichen, funktioniert das in der Regel. Ohne Hypnose. Das ist die Zusammenarbeit zwischen meinem Helferwesen aus der geistigen Welt und meinem Geist hier auf der materiellen Ebene. Offenbar habe ich einen besonderen Zugang zum Lehren dieser Technik. Mein Trance Healing hat sich mit mir in diese Richtung entwickelt. Gemäß meinem Wesen, das der Meinung ist, dass Jeder und Jede bereits mediale Fähigkeiten entwickelt hat. Meist unbemerkt, da die Aufmerksamkeit im Alltag woanders liegt. Auch Sie haben besondere Eigenschaften und Fähigkeiten, die Sie entfalten können. Drehen Sie Ihr Leben ein wenig und schauen Sie sich Ihre Lebensziele genauer an. Vielleicht erreichen Sie diese nicht, weil Sie nicht daran glauben, dass Sie sie erreichen können. Ich bin der Meinung, dass Sie das, was Sie sich wirklich wünschen, immer erreichen.

Haben Sie den Namen José Medrado schon einmal gehört? José ist ein brasilianisches Trance Medium. Er malt in seinem Trance Zustand innert weniger Minuten Porträts, Stillleben und Landschaftsbilder. In Öl, mit geschlossenen Augen. Meist nur mit seinen Fingern, ohne Pinsel. Innert wenigen Minuten zaubert er Kunstwerke in den Stilen alter Meister auf die Leinwand.

Ich durfte ihm bei der Arbeit zusehen. Während eineinhalb Stunden malte José dreizehn Ölgemälde! Mit geschlossenen Augen. Seine Frau hielt die Leinwand auf dem Tisch fest, vor José standen Töpfchen und Tuben mit Farbe. Seine Hände steckten in Plastikhandschuhen. José sagte lediglich, welcher Meister durch ihn dieses oder jenes Bild gemalt hatte, nachdem er ein Bild fertiggestellt hatte. Wir reden von Picasso, Van Gogh, usw. Zum Schluss standen dreizehn Gemälde in Reih und Glied an die Wand gelehnt. José saß zufrieden lächelnd, bescheiden wie sonst kaum ein Mensch, daneben auf einem Stuhl. Alle Gemälde wurden am selben Abend versteigert und der Erlös kam einem Hilfswerk zugute. Wie jedes Mal, wenn José Bilder verkauft. José Medrado ist die Haupteinnahmequelle des Hilfswerks „Cida de Luz“ in Brasilien.

José ist ein physisches Trance Medium. Die Trance, in die er geht, ist die Gleiche, die Sie im Moment lernen. Mit dem Unterschied, dass er sich offensichtlich gut zum Malen eignet. Seine Bilder haben zudem eine heilende Wirkung! Das physische Phänomen, das José bei jedem seiner Bilder erzeugt, ist übrigens nicht die Tatsache, dass jedes Bild im Stil des Meisters entsteht, der durch ihn malt. Das können gute Fälscher bewerkstelligen. Tatsächlich sind seine Bilder x-fach geprüft worden. Dabei wurde festgestellt, dass Technik, Farbzusammensetzung und Bildaufbau jeweils dem Stil des jeweiligen Meisters entsprechen, den José als Künstler angibt. Ein Picasso ist ein Picasso, ein van Gogh ein van Gogh. Seine Werke müssen deshalb mit seinem Namen versehen werden, da sie selbst bei Experten als Fälschung durchgehen könnten. Die wahnsinnige Geschwindigkeit und seine geschlossenen Augen während des Malens sind ebenfalls noch nicht das Unglaublichste. Das physische, für niemanden nachvollziehbare Phänomen ist die simple Tatsache, dass José Medrado verschiedene Schichten Ölfarbe innert Sekunden übereinander zu malen imstande ist. Er trägt die eine Farbe auf und Sekunden später die andere, ohne dass die Farben sich miteinander vermischen. Das ist normalerweise unmöglich! Ölfarben benötigen viele Stunden, manchmal Tage, um zu trocknen, bis ein Künstler die nächste Schicht auftragen kann. Jeder Maler wird Ihnen das bestätigen.

Malen Sie oder ich Bilder auf diese Weise, vermischen sich die Ölfarben umgehend und es entsteht eine braune Pampe. Da wäre nichts Farbenfrohes, sondern nur brauner, öliger Matsch auf der Leinwand. Bei Medrado ist das nicht so.

Die glücklichen Käufer können Medrado's Bilder am selben Abend mit nach Hause nehmen. Und die Bilder sind nicht nur wunderschön, sie haben einen heilenden Effekt. Durch die Bilder ermöglicht José viel Hilfe und Heilung für Menschen in Not. Vor allem Kinder, die auf das Hilfswerk „Cida de Luz" angewiesen sind. Sie sehen, es gibt nicht nur Trance Healing. Arbeiten Sie mit dieser Trance Technik und Ihre Absicht ist das bedingungslose Helfen, so arbeitet Ihr Helferwesen und die gesamte geistige Welt mit Ihnen und den Ihnen eigenen Fähigkeiten. Jeder von uns hat Fähigkeiten, von denen er im Normalfall nicht einmal zu träumen wagt - jedoch oft schon geträumt hat! Trance Healing öffnet die Tür zur geistigen Welt. Sie können hindurchgehen und herausfinden, was in Ihnen steckt. Vielleicht sind Sie ein begnadeter Musiker oder ein grandioser Schriftsteller. Es sind keine Grenzen festgelegt.

Kleine Schritte

Machen Sie sich nicht verrückt, wenn Ihre mediale Entwicklung nicht so schnell vorwärts geht, wie Sie das gerne hätten. Es gibt tausend Gründe, weshalb es bei dem einen Menschen scheinbar mühelos klappt und beim nächsten wieder nicht. Hadern Sie nicht, wenn Ihre Wünsche nicht gleich beim ersten Mal eintreffen. Geben Sie sich Zeit. Das Gras wächst auch nicht schneller, wenn man daran zieht. Im Gegenteil! Zieht man zu fest daran, zerstört man die Wurzeln.

Es gibt Medien, deren natürliche Veranlagungen stark ausgeprägt sind. Von außen betrachtet scheint es, als ob diese Medien einfach alles können. Sie brauchen sich nur mit der geistigen Welt zu verbinden und umgehend tauchen Geistwesen vor dem inneren Auge auf oder sie fühlen Energien, nehmen Farben, Bilder und Anderes wahr. Lassen Sie sich davon nicht verunsichern. Auch diese scheinbaren Supertalente entfalten sich nicht schneller als Sie. Deren Entwicklungen finden lediglich auf anderen, nicht so offensichtlich wahrnehmbaren Gebieten statt. Fakt ist: Um eine gesunde Entwicklung kommt niemand herum.

Was nützt es beispielsweise einem Medium, wenn es alles sagen oder sogar vorhersehen kann, ihm in seinem Mensch-Sein aber die Empathie fehlt? Wenn es zwar alles lesen, jedoch die Gedanken, Emotionen, Motive und Persönlichkeitsmerkmale anderer Menschen nicht erkennen und verstehen kann. Das wäre so, als ob jemand perfekt vorlesen könnte, jedoch, ohne Textverständnis, den Sinn der gelesenen Worte nicht zu erfassen imstande wäre. Zur Empathie gehören auch die Reaktionen auf die Gefühle Anderer, auf Mitleid, Trauer, Schmerz zum Beispiel oder ein simpler Hilfsimpuls. Daran scheitern weit mehr Medien als an fehlenden Bildern im Kopf oder dem Wahrnehmen von Farben.

Die Grundlage der Empathie ist übrigens die Selbstwahrnehmung. Erinnern Sie sich an die Übung 1 aus Trance Healing 1? Die hieß „Die Selbstwahrnehmung“ und ist die Basis für die Arbeit mit der geistigen Welt. Je offener wir für unseren eigenen Körper und unsere Emotionen sind, desto besser können wir die Gefühle Anderer deuten. Empathie spielt darum nicht nur in Bezug auf andere Menschen und die mediale Arbeit eine Rolle, sondern ist unter dem Aspekt der Selbstempathie (=Selbstliebe) sehr bedeutsam.

Der Grund, warum es in der Trance Arbeit nicht Ruckzuck geht, ist nicht, dass die geistige Welt es nötig hätte, nur kleine Schritte zu tun. Sie könnte Wunder vollbringen, wenn wir es zulassen. Spontanheilungen während Behandlungen sind auch in jedem Stadium des Medium-Seins möglich. Der Grund für die scheinbare Langsamkeit unserer Entwicklung in der Trance Arbeit ist, dass Sie als Heilmedium auf *allen Ebenen* den Entwicklungen zu folgen imstande sein müssen. Insbesondere auf der materiellen Ebene, auf der wir uns befinden.

Unser Ego, Ihr und mein Ich, lebt auf der materiellen Ebene und benötigt diverse Erlebnisse und Erfahrungen in allen Bereichen. Wir machen glückliche und weniger glückliche Erfahrungen, sammeln traurige und schmerzhafte Erlebnisse und durchleben euphorische, spontane, frustrierende, nachvollziehbare, verliebte und unerklärlich einsame Zeiten. Dies geschieht, damit unser Ego alles einordnen und bei späteren Gelegenheiten wiedererkennen kann. Dadurch entwickelt sich unsere Empathie. Dieser Prozess dauert bei den meisten Menschen ein halbes Leben lang und länger. Die andere Hälfte des Lebens kann dann „gearbeitet" werden. Je nachdem, wie stur unser Ego veranlagt ist oder wie intensiv es sich an Materielles klammert, wird mehr oder weniger an der eigenen spirituellen Entwicklung gewerkelt.

Ist Ihnen auch aufgefallen, dass an Vorträgen und Kursen über Esoterik oder spirituelle Themen zahlenmäßig viel mehr Frauen als Männer anzutreffen sind? Frauen haben natürlicherweise einen tieferen Zugang zu Empathie. Obschon Männer darin nicht schlechter sind. Sie haben sich lediglich durch die gesellschaftliche Aufgabenteilung mehr dem Materiellen verschrieben. Öffnen sich Männer der spirituellen Entwicklung, ist ihre Arbeit gleichermaßen wertvoll. Es gibt spirituell gesehen keinen Geschlechtervor- oder -Nachteil.

Ich erlebte, einige Jahre bevor ich Trance Healing erlernte, ein spontanes, physisches Heilphänomen. Eine Freundin von mir hatte den Arm gebrochen und ich offerierte ihr eine energetische Behandlung. Damals experimentierte ich viel mit meinen Fähigkeiten herum. Ich legte meine Hände auf die Bruchstelle und bat die geistige Welt um Hilfe. Ich war zu der Zeit sehr von mir überzeugt und glaubte fest daran, dass göttliche Heilkräfte durch mich fließen und ich ganz besondere Fähigkeiten besäße. Was ich aber genau tat, wusste ich nicht und konnte ich auch nicht erklären. Nach der Behandlung fühlte sich meine Freundin nicht anders als zuvor. Sie musste jedoch am Tag nach meiner Behandlung wieder ins Krankenhaus, denn in der Nacht, während sie schlief, brach aus unerklärlichen Gründen der Gips entzwei. Der Arm wurde vor dem erneuten Eingipsen geröntgt und die Bruchstelle, auf den Röntgenbildern zuvor deutlich zu erkennen, war nun unauffindbar. Der Bruch schien über Nacht verheilt. Die Schmerzen, wenn meine Freundin den Arm belastete, waren jedoch nach wie vor vorhanden.

Ich war dennoch überglücklich und euphorisch und sah mich die ganze Welt heilen. Meine Psyche konnte diese wundersame Wandlung zum Wunderheiler allerdings nicht nachvollziehen und prompt folgten Rückschläge, die in mir riesige Zweifel an der Realität des Erlebten weckten. Was mich veranlasste, den Job als Wunderheiler aufzugeben. Ich hatte damals nicht verstanden, dass diese Spontanheilung lediglich ein Zeichen dafür war, dass ich mich auf dem richtigen Weg befinde. Meine fehlende Bescheidenheit und Demut ob dem Wunder hingegen war die Botschaft, dass ich bei Weitem noch nicht über die psychische Stabilität verfügte, mit solchen Vorkommnissen umzugehen.

Ein professioneller Heiler, den ich in Eastbourne, England während eines Meetings der ISF (International Spiritual Federation) traf, regte sich am Frühstückstisch sehr darüber auf, dass in der Gegend, wo er wohnt, anscheinend immer wieder neue Praxen entstehen, in denen Geistheiler ihre Dienste anbieten. „Die glauben, nach einem Wochenendkurs könnten sie gleich jeden heilen!“ sagte er. Er habe jahrelang zugewartet, bis er seinen Job als Elektriker an den Nagel hängte und als spiritueller Heiler tätig wurde.

Ich bin trotz – oder gerade wegen – meinen eigenen Erlebnissen, bei denen ich vorschnell handelte, meine Dienste der Allgemeinheit anbot und es „in die Hosen ging“, nicht seiner Meinung. Ich rate Ihnen, sobald Sie die Techniken beherrschen, so oft wie möglich Menschen zu behandeln und Erfahrungen zu sammeln. Allerdings rate ich davon ab, sofort eine Praxis aufzumachen. Menschen helfen und behandeln bedeutet nicht, dass Sie gleich Ihre Existenz damit finanzieren oder nach wenigen Wochenenden Training davon leben können. Es bedeutet, dass Sie dieses Wissen um Heilung und Zusammenarbeit mit übersinnlichen Kräften in Ihre Arbeit und Ihren Alltag integrieren sollten. Davon haben Sie und Ihr Umfeld wesentlich mehr. Ist Ihnen Ihr Wissen, das sich nur durch Ihre Erfahrungen im eigenen Leben in Realität umwandeln lässt, in Fleisch und Blut übergegangen, dann ist es für Sie das Natürlichste der Welt, gemeinsam mit den geistigen Kräften zu wirken und es eröffnen sich genügend Möglichkeiten, in irgendeiner Weise davon leben zu können.

Auch mir erging und ergeht es nicht anders. Denn trotz meiner Wünsche, Erfahrungen und Erfolge als Heiler und spiritueller Berater bestreite ich meinen Lebensunterhalt nicht ausschließlich mit Heilsitzungen und Beratungen. Ich und meine Familie leben hauptsächlich von meiner Lehrtätigkeit in Schulungen und Ausbildungen, in denen ich mein Wissen weitergebe. Angefangen hat die Lehrtätigkeit dann auch sehr unscheinbar, als ich 2008 eine Woche als Übersetzer für eine Gruppe Medien in England arbeitete. Die Studentengruppe besuchte in Sheffield einen Trance Workshop und der Kursleiter bat mich der Einfachheit halber darum, Meditationen und verschiedene Übungen gleich selber in deutscher Sprache zu leiten. Das war dann in der Tat viel einfacher als gedacht und funktionierte dermaßen gut, dass mich am Abend einige Kursteilnehmerinnen fragten, ob ich in der Schweiz Kurse geben würde. Es sei super gewesen und sie würden gerne bei mir lernen. Ich erwiderte, dass ich nur als Übersetzer fungiere und auch dies nur in meiner Freizeit. Die Teilnehmerinnen versicherten mir jedoch, dass es bei Ihnen immer genau dann super gelaufen sei, wenn ich die Anleitungen gegeben hätte.

Wenige Wochen danach organisierte ich meinen ersten Trance Healing Kurs. An zwei Wochenenden wollte ich vermitteln, was ich wusste. So hatte ich selber bei Steven Upton angefangen. Nach diesen zwei Wochenenden fragten mich die Studenten allerdings, ob ich nicht noch einen dritten Teil machen könnte. Sie würden gerne mehr von mir lernen, weil ich es Ihnen dermaßen gut beibringen könne. Sie waren der Meinung, ich hätte sicher noch mehr auf Lager, das ich ihnen beibringen könnte. Natürlich gab ich der Bitte meiner Studenten nach, denn es machte und macht mir riesig Spaß, Wissen weiterzugeben. Insgeheim war es auch schon lange ein Wunsch von mir gewesen, selber zu unterrichten. Durch meine jahrelange Beschäftigung mit spirituellen Themen und meine Arbeit als Übersetzer hatte ich Unterrichtsmaterial zur Genüge. Nach dem dritten folgte dann das vierte Wochenende und einzelne Übungstage – wieder auf Wunsch meiner Studenten. Mittlerweile haben sich die Wochenendkurse zu einer soliden Grundausbildung gemausert, die nicht nur als Basis für das Trance Healing dient, sondern viele Bereiche der Medialität beinhaltet, immer vom Grundgedanken des Heilens ausgehend. Ich erinnere mich gerne an das, was mir meine innere Stimme Jahre zuvor gesagt hatte: „Arbeite einfach das, was dir zufällt.“ Das Unterrichten von Trance Healing ist mir zugefallen.

Unabhängig davon, was Sie mit Trance Healing am Ende erreichen wollen oder Ihre geistige Führung mit Ihnen im Sinn hat:

Ihr Beitrag zu Ihrer Ausbildung besteht in erster Linie aus Zeit und kleinen Schritten. Zeit haben Sie genügend erhalten, und das kostenlos. Machen Sie sich wegen zu wenig Zeit keine Sorgen. Sie haben Ihr ganzes Leben zur Verfügung. Die Zeit und das Leben sind auf Ihrer Seite. Es muss nicht schnell gehen, sondern im richtigen Tempo heranwachsen, damit Ihr Ego den Entwicklungen folgen kann. In zweiter Linie erfordert diese Arbeit neben Zeit ein gewisses Maß an Kontinuität. Damit Sie merken, ob etwas, das Sie angefangen oder versucht haben, auch Wirkung zeigt, müssen Sie eine Weile in die eingeschlagene Richtung laufen. Schön brav, Schritt für Schritt. „Heute dies und morgen das“ kommt nicht besonders gut. Sie brauchen dennoch nicht täglich während Stunden in Trance zu sitzen. Lediglich regelmäßiges Üben ist gefragt. Das braucht ein Mindestmaß an Disziplin.

Anstrengen brauchen Sie sich nicht, wenn Sie nicht wollen. Es ist auch ganz einfach. Setzen Sie sich drei, vier Mal die Woche gemütlich hin und lassen Sie sich von Ihrem Helferwesen in Trance Zustände führen. Beobachten Sie sich und Ihre inneren Zustände, statt dazusitzen, fernzusehen und sich von Äußerlichkeiten beeinflussen oder gar leiten zu lassen. Sie können die Trance Arbeit auch zeitlich begrenzen, wenn Sie Angst haben, zu lange in einem veränderten Bewusstseinszustand zu verweilen. Stellen Sie einen Timer auf zwanzig Minuten ein, mit einer Melodie, die Sie sanft zum richtigen Zeitpunkt wieder zurückholt. Ich nutze den Ton eines Windspiels auf meinem Handy. Das schreckt mich nicht auf, wenn ich den „Zurückkommen-Termin" einmal verpasse und gibt mir die Sicherheit, dass ich immer zur rechten Zeit zurückkomme.

Wenn Sie zwischendurch nicht zum Üben kommen, passiert übrigens gar nichts. Sie werden weder bestraft, noch haben Sie versagt oder ein Ziel nicht erreicht. Sie sind erwachsen und kein Unterstufenschüler mehr. Niemand wird Sie verurteilen oder bewerten. Verlieren können Sie ebenfalls nichts. Was Sie durch Erfahrung gelernt haben, können Sie auch nach einer längeren Pause noch. Vielleicht sogar besser. Es ist wie Fahrradfahren. Das verlernen Sie nie. Manchmal sind längere Pausen sogar vonnöten, weil andere Dinge für Ihre Entwicklung wichtiger sind. In diesen Fällen unterstützt Sie die geistige Welt in einer anderen Form. Haben Sie die Türe zur geistigen Welt und Ihren Helfern einmal geöffnet, steht sie Ihnen in allen Belangen offen. Sie werden begleitet und geführt. Vertrauen Sie Ihrer Intuition und Ihrer inneren Führung, dann kommen die Möglichkeiten auf Sie zu.

Verstehen Sie mich aber nicht falsch! Das Letzte, was ich möchte, ist, Sie zu bremsen. Wenn Sie der Meinung sind, dass Sie einen Schritt machen sollten oder wollen, geben Sie Vollgas! Eröffnen Sie eine Praxis, machen Sie Werbung, finden Sie Gleichgesinnte zum Üben oder was immer Sie gerne umsetzen wollen. Tun Sie es. Verfahren Sie dabei vorsichtig und machen Sie sich nicht vorschnell von einem Businessplan abhängig. Ihre Motivation und Authentizität sind viel wichtiger. Und werfen Sie nicht aus Versehen etwas über Bord, das Ihnen am Herzen liegt, nur weil Sie glauben, es behindere Sie in Ihrer Entwicklung.

Mut zur Veränderung

Jesus soll gesagt haben: „Ich bin nur ein Werkzeug Gottes." So gesehen ist Gott, die Schöpferkraft, der durch Ihr Helferwesen repräsentiert wird, ein Werkzeugmacher. Und was tut ein Werkzeugmacher bei der Arbeit? Er schafft ein Werkzeug. Bevor er allerdings mit der Arbeit beginnen kann, benötigt er gutes Rohmaterial. Das Rohmaterial im Falle Ihrer Ausbildung sind Sie. Nun muss ein Werkzeugmacher noch wissen, wofür er sein Werkzeug herstellt, denn der Verwendungszweck bestimmt, ob und vor allem wie das Rohmaterial bearbeitet wird. Es ist ein großer Unterschied, ob ich ein Werkzeug herstelle um Holz zu bearbeiten, oder eines um Steine zu fräsen.

Sind bei Ihnen die Voraussetzungen gegeben, um in der Öffentlichkeit zu heilen, vor Menschen aufzutreten oder eine Praxis zu führen, wird Ihr Helferwesen Sie dahingehend „bearbeiten". Es wird neben den Heilfähigkeiten, die es mit Ihnen zusammen entwickelt, gleichsam an Ihrer Kritikfähigkeit und Kommunikationsfertigkeit arbeiten. Das ist notwendig, denn der Weg an die Öffentlichkeit ist mitunter steinig und es gilt, innere und äußere Widerstände zu überwinden.

Das braucht Training. Manchmal in Form von Auseinandersetzungen, manchmal durch Verlust gegeben geglaubter Werte. Oft nehmen wir dabei Abschied von Menschen, die wir gerne haben oder sind beruflichen Veränderungen ausgesetzt. Durchhaltewillen und Flexibilität sind hier gefragt. Ihr ganzes Umfeld wird mit einbezogen, denn solche Veränderungen sorgen mitunter für emotionale Turbulenzen. Das soll Sie nicht beunruhigen. Vertrauen Sie auf Ihren Helfer aus der geistigen Welt. Sie gehen aus jedem Konflikt und aus jeder emotionalen Talsohle gestärkt hervor. Das geht solange, bis Sie soweit sind und Ihr Helferwesen mit Ihnen gemeinsam den entscheidenden Schritt umsetzen und Sie Ihrer Bestimmung zuführen kann. Darüber hinaus liegt Ihrem Helferwesen viel daran, dass Sie ihm über einen möglichst langen Zeitraum als ein perfektes Werkzeug erhalten bleiben. Es hat nur Sie! Sie sind ihm das Wichtigste. Es wird Sie nur schon deshalb niemals zu etwas drängen, das Ihre mentale Stabilität gefährdet. Jedoch wird es für Geschehnisse sorgen, die Ihre mentale Stabilität fordern und damit stärken. Sie werden wie ein Werkzeug geformt und wie ein Sportler trainiert.

Als ich mich mehr und mehr der geistigen Welt öffnete, steckte ich umgehend in einem für mich gewaltigen Konflikt. Ich war Teilhaber und Geschäftsführer einer Vertriebsgesellschaft und folgte zu der Zeit beruflich fast ausschließlich egoistischen Zielen. Verkaufszahlen waren das Maß aller Dinge. Wie diese erreicht wurden spielte kaum eine Rolle. Selbst innerhalb der Firmengruppe wurde gemauschelt, geschoben und gemogelt. Mein Geschäftspartner, der gleichzeitig Hauptlieferant unserer Waren war, stammte aus Seoul in Südkorea. Eines schönen Tages eskalierte ein Streit zwischen mir und einem Mitarbeiter. Es ging um Geld. Im Streit bot ich dem Mitarbeiter an, ihm meinen Anteil der Firma per sofort zu überschreiben und ihm meinen Posten zu überlassen. Ich hatte die Nase gestrichen voll und war entschlossen, die Firma zu verlassen. Der Mitarbeiter lehnte aber ab. Er war nicht bereit, die Verantwortung für die Firma zu übernehmen. Das hätte er tun müssen, hätte er an meiner Stelle gesessen.

Der Streit und die Entscheidung, den Bettel hinzuschmeißen, war der Auslöser für die darauffolgenden Handlungen. Mit der nächsten Maschine flog ich nach Seoul, Südkorea und informierte meinen Geschäftspartner über meinen Rücktritt. In einem Rucksack führte ich die Geschäftsbücher mit. Ich bat darum, alles zu kontrollieren und mir mitzuteilen, falls etwaige Ungereimtheiten auftauchen sollten. Aber die Finanzen waren in Ordnung. Ich garantierte meinem Partner weitere sechs Monate zu bleiben und mein Bestes zu geben, dann würde ich die Firma definitiv verlassen. Er hatte also Zeit einen Nachfolger für mich suchen, dem ich meine Anteile überschreiben konnte. Für mich handelte ich eine kleine Abfindung aus, mit der ich mich ein paar Monate über Wasser halten konnte. Sechs Monate später übergab ich meinem Nachfolger, den ich zwei Monate einarbeiten konnte, eine gesunde Firma mit Existenzchancen.

Aus dem unangenehmen Streit mit dem Mitarbeiter, der den ganzen Prozess ausgelöst hatte und den ich seither nur noch wenige Male getroffen habe, ging ich gestärkt hervor. Es ist mir bewusst, was für eine phantastische Zeit ich hatte – insbesondere mit dem betreffenden Mitarbeiter – und ich bin für den emotionalen Ausbruch und die Entscheidung, die er herbeiführte, sehr dankbar. Ohne diesen Streit und den Entscheid würde ich nicht hier sitzen und diese Zeilen schreiben. Es haben sich seit diesem Ereignis viele Menschen aus meinem Umfeld verabschiedet. Dafür sind neue gekommen. Und die Qualität dieser neuen Beziehungen ist um vieles entspannter als früher. Mein helfender „Werkzeugmacher" hatte bei mir viel zu tun.

Aus meiner Erfahrung heraus empfehle ich Ihnen, der Führung Ihres Helferwesens zu folgen und seine Inputs zu respektieren.

Überlassen Sie ihm die Zügel, von dem Moment an, wo Sie gelernt haben, sich zu verbinden. Ungeachtet der Turbulenzen, die dabei entstehen oder wie verzwickt die Lage auch zu sein scheint, Ihr Helferwesen führt Sie sicher durch das Labyrinth des Lebens. Vertrauen Sie ihm, denn es steht Ihnen näher als Sie sich vorstellen können. Lassen Sie Veränderungen geschehen. Es sind nicht immer so einschneidende Veränderungen nötig wie bei mir. Ich war ein schwerer Fall. In den seltensten Fällen muss das gesamte soziale Umfeld wechseln oder eine Beziehung beendet werden. Wir sind meist mit den richtigen Menschen zusammen und sehr oft auch im richtigen Beruf tätig. Die energiefressenden Mitmenschen, die Sie benutzen und als Aufmerksamkeitslieferant ausnutzen, dürfen Sie aber getrost loslassen; die bringen Sie in der Tat nicht weiter.

Was Sie tun können in den Zeiten der Veränderung: Führen Sie so viele Trance Healing Behandlungen durch wie nur möglich. Das bringt Wachstum und Erfolg, egal auf welcher Stufe Ihrer Entwicklung Sie stehen und wo das Endziel Ihrer Reise liegt. Jede Behandlung ist ein Schritt in die richtige Richtung. Sie üben dabei alles Erforderliche. Durch die Rückmeldungen Ihrer Patienten haben Sie Ihre Fortschritte immer im Auge. Innerhalb des Alltags ist das nicht immer gegeben. Und noch etwas: Stärken Sie, wann immer Sie können, Ihre Mitmenschen. Helfen Sie, wo Sie können. Das wird Ihnen zugutekommen. Wer hilft, dem wird geholfen. Das hat auf Sie, Ihre persönliche Entwicklung und das große Ganze, auf die materielle und geistige Welt gleichermaßen, eine positive Wirkung. Damit Sie das tun können, zeige ich Ihnen als Nächstes, wie Sie erfolgreich Trance Healing an Patienten praktizieren. Die Fähigkeiten dazu haben Sie bereits erlernt und es steht nichts mehr im Weg.

Erfolgreich Trance Healing praktizieren

Sie haben alle erforderlichen Elemente beisammen, um professionelle Trance Healing Behandlungen durchzuführen. Jetzt ist es an der Zeit, die einzelnen Teile zusammenzufügen. Und zum Schluss fügen wir dann noch etwas hinzu, dem wir bis jetzt wenig Aufmerksamkeit geschenkt haben. Dabei ist dieses letzte, noch fehlende Element so wichtig wie die Behandlung selber. Aber der Reihe nach; wie läuft denn ein Trance Healing ab?

Wie jede gute Behandlung bei einem Heiler oder Heilmedium hat auch ein Trance Healing drei Phasen; einen Anfang, einen Mittelteil und einen Schluss. Wichtig ist, was in welcher der drei Phasen abgeht. Bevor man aber überhaupt etwas macht, ist es hilfreich, wenn man sich vorbereitet. Damit meine ich jetzt nicht, dass Sie als Vorbereitung einen Raum ausstatten, Inserate schalten und sich bereits geistig auf Ihre Kundschaft einstimmen. Ich meine damit, dass Sie sich – bevor Sie zu praktizieren beginnen – ein paar wichtige Fragen stellen und beantworten sollten. Das vernachlässigen viele Neulinge, die auf diesem Gebiet zu arbeiten beginnen.

Viele angehende Heilmedien malen sich aus, mit Trance Healing, Geistheilen oder Quantenheilen eine Alternative zum jetzigen Beruf gefunden zu haben. Eine Tätigkeit, von der man gut leben kann und sich nicht überanstrengt. Als Heilmedium ist man jedoch, je nach Kundschaft, mit leidenden Menschen und schweren Schicksalen konfrontiert. Ungeachtet der Tatsache, dass ein Heiler, der für seine Tätigkeit eine Rechnung stellt, vom Leid anderer Menschen lebt, sollten Sie sich darum zuerst fragen, was für Patienten Sie behandeln möchten.

Gleiches zieht nämlich Gleiches an. Das gilt auch für Heiler und Therapeuten. Die Patienten, die zu Ihnen kommen, sind wie Sie. Sie gehen aus demselben Grund zu einem Therapeuten und suchen sich ein Heilmedium auf dieselbe Art und Weise und an den gleichen Orten wie Sie. Auch stellen Ihre Klienten an Sie als Medium die gleichen Erwartungen wie Sie selber. Selbst die Vorstellungen Ihrer Patienten, wie eine Behandlung ablaufen soll, sind größtenteils die Gleichen wie Ihre eigenen Vorstellungen. Sie sind zudem genau so viel für eine Behandlung zu bezahlen bereit, wie Sie es sind. Haben Sie sich das schon einmal vor Augen geführt?

Ich hatte diese Punkte völlig außer Acht gelassen, als ich anfing, auf diesem Gebiet zu arbeiten und war verwundert, was für sonderbare Patienten zu mir gelangten. In meinem ganzen Leben zuvor hatte ich noch nie ein Heilmedium aufgesucht. Auch bei einem mentalen Medium, außerhalb von Kursen und bei Übungen, hatte ich nur wenige Male eine Sitzung gebucht. Wenn also meine Patienten wie ich sind, wer sollte dann zu mir kommen? Ich bin offensichtlich nicht der geborene Patient. Meine Heiler-Karriere hat sich anders entwickelt, als ich sie mir zu Beginn vorgestellt habe. Eins zu Eins Behandlungen und Coachings führe ich lediglich während drei bis vier Halbtagen pro Woche durch. Offenbar sind das Unterrichten und das Schreiben mehr meine Welt. Da steckt mein Herzblut drin. Natürlich behandle und coache ich sehr gerne, doch bringe ich meinen Klienten lieber bei, wie Trance Healing funktioniert und fasse in Worte, was dabei abgeht. Außerdem demonstriere ich gerne, wie Trance Healing funktioniert. Es macht mir nichts aus, das vor hundert oder mehr Menschen zu tun. Je mehr Menschen, desto besser. Ich kann auf diese Weise mehr bewirken, als wenn ich täglich fünf oder mehr Behandlungen durchführe.

Darum fragen Sie sich in aller Ruhe: Aus welchem Grund würden Sie ein Heilmedium aufsuchen? Wie würden Sie ein Heilmedium suchen? Was erwarten Sie persönlich von einem Heilmedium? Wie sollte ein Heilmedium sein und was sollte es können? Wie müsste eine Behandlung ablaufen, damit Sie sich wohlfühlen? Darf es etwas kosten? Wie viel darf Ihr Heilmedium verlangen?

Was du nicht willst, das man dir tu, das füg auch keinem Anderen zu. Das gilt ganz besonders, wenn Sie erfolgreich Trance Healing – oder eine andere Form medialer Arbeit – praktizieren wollen. Sehen Sie sich um in der Branche und werden Sie sich darüber klar, was Sie wollen und was Sie garantiert nicht wollen.

Ich für meinen Teil wünsche mir Patienten, die wirklich ein Problem haben. Es ist eine Herausforderung in mir, nach der Lösung eines Problems zu suchen. Und ein enormes Glücksgefühl, wenn ich die Lösung entdecke. Wer ausprobieren will, ist herzlich Willkommen: An einem Vortrag, einer öffentlichen Demonstration, in einem Workshop oder – wenn aus dem Testen ein Lernen wird – im Lehrgang. Das macht Freude, kommt meinem Wesen entgegen und bringt allen Beteiligten etwas.

Die drei Phasen

Phase 1

Die erste Phase einer Behandlung ist Vorbereitung. Diese startet etwa eine halbe Stunde bevor der Patient bei Ihnen eintrifft. Der Raum ist bereit, die Stühle stehen an Ort und Stelle, Wasser ist in der Nähe und Papiertaschentücher für emotionale Momente liegen in Griffweite. Ob Sie wissen, woran ihr Patient leidet oder nicht, ist unwichtig. Wichtig ist jedoch, wenn Sie viel über Ihren Patienten und seinen Gesundheitszustand wissen, dies so gut es geht zur Seite zu legen. Es lenkt ab, wenn wir zu viel wissen, dadurch vielleicht ins Grübeln kommen und Lösungen für den Patienten mit dem Kopf suchen, statt die geistige Welt wirken zu lassen. Etwa eine Viertelstunde vor Eintreffen des Patienten beginnt ihr Helferwesen, an Ihnen zu arbeiten, und bereitet Sie auf die Trance vor.

Dabei wird in erster Linie Ihr Geist beruhigt und sie werden mehr und mehr zum Beobachter Ihres Umfelds, statt aktiver Teilnehmer darin zu sein. Wir haben diesen Zustand zu Beginn im Kapitel „Vorbereitung“ simuliert. Erinnern Sie sich noch? Während dieser Phase der Vorbereitung sind geistige Aktivitäten ein Nachteil. Darum gilt: Keine Telefonate oder Gespräche führen, bei denen Sie aktiv teilnehmen müssen oder emotional eingebunden werden. Ebenso keine Pläne für den nächsten Tag schmieden. Und, wie gesagt, besonders wichtig ist, dass Sie nicht über den Gesundheitszustand Ihres Patienten nachdenken.

Trifft Ihr Patient dann ein, sind Sie bereit und können ohne Verzögerung mit der Behandlung beginnen. Lassen Sie sich zu Anfang der Behandlung nicht zu längeren Gesprächen mit Ihrem Patienten verleiten. Das holt Sie zurück in den Alltagsmodus. Sie wollen jedoch jetzt in den Behandlungsmodus.

Begrüßen Sie ihren Patienten herzlich, kurz und informieren Sie ihn darüber, dass Sie sich auf sein Kommen speziell vorbereitet bzw. eingestimmt haben. Deswegen würden Sie gerne gleich anfangen. Zeigen Sie ihm, wo er sich hinsetzen kann und erklären Sie, dass Sie sich neben ihn setzen werden und in einen tiefenentspannten Zustand gehen; in Trance. Klären Sie ab, ob es Ihrem Patienten etwas ausmacht, wenn Sie ihn während der Behandlung körperlich berühren. Zeigen Sie ihm unbedingt, wo Sie ihn berühren werden. Und bitten Sie ihn, für die Dauer der Behandlung nicht mit Ihnen zu sprechen. Bestätigen Sie ihm, dass danach noch genug Zeit bleiben wird, um alles zu besprechen. Erklären Sie auch, dass er jederzeit aufstehen und weggehen kann, sollte er sich unwohl fühlen. Ansonsten wäre es sehr nett von ihm, wenn er ruhig dasitzen und sich so gut es geht entspannen würde. Er solle auf seinen Atem achten und auf das, was in seinem Körper geschieht. Selbstverständlich darf Ihr Patient auch liegen, wenn er nicht für eine Dreiviertelstunde sitzen kann. Machen Sie es Ihrem Patienten so bequem wie möglich.

Das kann in etwa so klingen: „Guten Tag, schön, dass Sie hier sind. Ich habe mich, bevor Sie gekommen sind, bereits vorbereitet und würde gerne, wenn das für Sie in Ordnung ist, sofort mit der Behandlung beginnen. Wir haben danach noch genügend Zeit, um zu reden und alles zu besprechen. Bitte nehmen Sie doch Platz." Wenn Ihr Patient sich eingerichtet hat, geht es weiter. „Ich setze mich neben Sie und gehe für etwa dreißig bis fünfundvierzig Minuten in einen tiefenentspannten Zustand. Es kommt Ihnen vielleicht vor, als ob ich schlafe. Doch ich schlafe nicht, sondern ich befinde mich in einer Trance, einem tiefenentspannten Zustand. Ist es in Ordnung, wenn ich Sie während der Behandlung am Rücken oder Nacken mit der Hand berühre? Das wird die einzige körperliche Berührung sein während der Behandlung. Sie können sich während der Zeit ebenfalls so gut es geht entspannen. Beobachten Sie Ihren Atem und was sie im Körper wahrnehmen und welche Gedanken auftauchen. Wenn Sie sich unwohl fühlen, können Sie jederzeit aufstehen oder etwas trinken. Ich wäre nur froh, wenn Sie nicht mit mir sprechen, während ich in Trance bin. Wir haben nachher noch genügend Zeit zum Reden."

Ein paar Sätze, Ihr Patient ist informiert und instruiert und Sie können beginnen. Das dauert, von dem Moment an wo Ihr Patient Ihre Praxis betritt, keine zehn Minuten. Auf diese Weise können Sie umgehend mit der eigentlichen Behandlung anfangen und verlieren keine kostbare Behandlungszeit. Denn je länger das Zeitfenster ist, in dem Sie sich in Trance befinden können, umso mehr Möglichkeiten hat die geistige Welt, um zu helfen. Anders gesagt: Sie haben nur diese eine Chance, für Ihren Patienten das Beste zuzulassen. Vermasseln Sie es, wird der Patient nicht wiederkommen und Sie auch nicht weiterempfehlen. Unter Umständen ist die Erfahrung mit Ihnen als Heilmedium ausschlaggebend dafür, ob sich ein Mensch jemals wieder für die geistige Welt öffnet oder nicht.

Ist Ihr Patient mit Begleitung gekommen, dann freuen Sie sich. Zeigen Sie auch der Begleitung, wo sie sich hinsetzen kann, geben Sie ihr zu trinken und allenfalls etwas zu lesen. Bitten Sie sie, während der Trance Sitzung nicht zu sprechen. Hat die Begleitung Heilung nötig, lässt es sich weder Ihr Helferwesen noch sonst ein Geistwesen nehmen, zu helfen. Grundlos wird niemand zu einem Heilmedium geführt. Auch dann nicht, wenn man „nur" als Begleitung mitgegangen ist. Darüber brauchen Sie sich jedoch keine Gedanken zu machen. Das übernimmt Ihr Helferwesen für Sie.

Beginnen Sie nun ohne weitere Erklärungen mit der Behandlung. Setzen Sie sich neben ihren Patienten, entspannen Sie sich, achten Sie auf Ihren Atem und zentrieren Sie sich. Atmen Sie durch Ihre Füße in den Boden, dehnen Sie Ihr Energiefeld aus, wie Sie es gelernt haben und bitten Sie Ihr Helferwesen, näher und in Ihr Energiefeld zu kommen. Verbinden Sie sich mit ihm und sagen Sie in Gedanken: „Bitte arbeite mit mir. Ich wünsche es und erlaube es dir." Sie brauchen nicht zu erwähnen, dass Sie eine Behandlung an Herrn oder Frau Soundso durchführen. Ihr Helferwesen weiß Bescheid.

Lassen Sie nun den Gedanken an Ihr Helferwesen, Ihr ausgedehntes Energiefeld, Ihre Verbindung und Ihre Bitte los und achten sich sanft auf Ihren Atem. Legen Sie Ihre Hand (egal ob die linke oder rechte) an den oberen Rücken Ihres Patienten. Sehen Sie zu, dass die Hand von der Stuhllehne unterstützt wird und Sie den Arm eine Weile in dieser Position halten können, ohne sich zu verkrampfen. Lassen Sie sich von Ihrem Helferwesen in die Tiefe führen, wie im Kapitel „Das Jo-Jo" beschrieben. Wichtig zu wissen ist, dass nicht Sie in eine Trance gehen, sondern, dass Ihr Helferwesen Sie dahinführt.

Phase 2

In Phase 2 haben Sie nichts zu tun. Sie entspannen sich und lassen sich von Ihrem Helferwesen wie ein Jo-Jo auf die verschiedenen Stufen führen, die für Ihren Patienten wichtig sind. Genauso wie Sie es in den Übungen gemacht haben. Phase 2 ist die eigentliche Trance Healing Behandlung. „Lassen Sie in Phase 2 die Experten aus der geistigen Welt arbeiten!" – mehr gibt es dazu nicht zu sagen.

Phase 2 dauert an, bis Ihr Helferwesen Ihnen ein Zeichen gibt, dass die Behandlung abgeschlossen ist. Das bedeutet, Ihr Helferwesen wird Sie aus Ihrer Trance zurückholen, wenn es soweit ist. Die Dauer der Behandlung wird von der geistigen Welt bestimmt. Eine Ausnahme gibt es allerdings: Fühlen Sie oder Ihr Patient sich nicht wohl während der Behandlung, können Sie jederzeit abbrechen. Ihr Helferwesen führt zwar, doch Sie haben in jeder Trancestufe die Kontrolle.

Die Stufen, auf die Ihr Helferwesen Sie führt, bestimmt ebenfalls die geistige Welt, denn das hängt vom Bedarf des Patienten ab. Vertrauen Sie in dem Punkt Ihrem Helfer. Insbesondere dann, wenn Sie innerlich das Gefühl haben, überhaupt nicht in Trance zu sein oder sehr viele Gedanken durch Sie fließen. Vertrauen Sie Ihrem Helferwesen. Ziehen Sie die Behandlung durch, bis Sie das deutliche Zeichen zum Beenden erhalten. Wenn Sie sauber bei der Sache sind, hat während der Behandlungsphase nämlich jeder Gedanke, der in Ihnen auftaucht, direkt oder indirekt mit Ihrem Patienten zu tun.

Sie können, wenn Sie sauber arbeiten, mit Ihrer Aufmerksamkeit gar nicht woanders sein, als bei Ihrem Patienten. Darum haben die Gedanken mit diesem zu tun. Auch, wenn es ihnen nicht so vorkommt. Vertrauen Sie! Alles läuft, wie es laufen soll. Jeder Gedanke und jedes Gefühl, das während der Behandlung zu Ihnen durchdringt und das Sie durch Ihren Atem wieder aus Ihrem Körper in den Boden fließen lassen, hat mit Ihrem Patienten zu tun. Sogar dann, wenn Ihnen in den Sinn kommen sollte, dass Sie vergessen haben, Wäscheklammern zu kaufen oder sich innerlich damit auseinandersetzen, ob Wäscheklammern aus Holz oder Plastik sinnvoller sind. In dieser alles vereinnahmenden Phase 2 geht es ausschließlich um Ihren Patienten. Natürlich ist das während der ganzen Behandlung so. In jeder der drei Phasen geht es um Ihren Patienten. Aber während Phase 2 gibt es nichts Anderes. Das ist Ihre

Chance, nichts zu tun, geschehen zu lassen und darauf zu vertrauen, dass das, was Sie als Realität annehmen, auch Realität ist.

Beobachten Sie jeden Gedanken, jedes Bild und jede Eingebung, die Sie haben, statt zu zweifeln, ob Sie in Trance sind oder nicht. Sie brauchen sich auch nichts zu merken oder auswendig zu lernen. Lassen Sie kommen, was kommt und bestätigen Sie innerlich nur, dass Sie den Gedanken oder das Gefühl wahrgenommen haben. Atmen Sie sich an den Gedanken heran, dann in ihn hinein und lassen Sie ihn mit Ihrem nächsten Atemzug in den Boden fließen und damit los. Wenn es etwas ist, das wichtig ist für Ihren Patienten, dann steigt der Gedanke zu gegebenem Zeitpunkt wieder in Ihnen hoch und Sie können ihn dann äußern. Festhalten brauchen Sie während der Behandlung nichts.

Natürlich gibt es auch die vielen Behandlungen, bei denen keine oder kaum Gedanken stören und Sie in eine entspannte Trance geführt werden, wie ein Baby in den Schlaf. Ich habe nur deswegen so sehr auf Ihr Vertrauen in den Trance Zustand hingewiesen, weil es sogar bei geübten Heilmedien noch immer Zweifel darüber gibt, ob Gedanken nun von unserem Ego gesteuert sind oder unser Helferwesen lediglich unser Ego nutzt, um uns Informationen zukommen zu lassen.

In meinen Anfängen bat ich die geistige Welt immer darum, zuschauen zu dürfen, wenn die geistige Welt an meinen Patienten arbeitet. Dann war ich jeweils fast zu Tode betrübt, weil mir, statt Bilder von interessanten Operationen und Aktionen im Körper meiner Patienten, nur ein Sammelsurium aus Gedanken und Erinnerungen meines eigenen Lebens gezeigt wurden. Ich getraute mich lange nicht, meinen Patienten zu erzählen, wie banal meine Bilder waren. Zumal die Patienten mir ein anderes Feedback vermittelten. Bis ich realisierte, dass mein Helferwesen mir ausnahmslos alle Informationen mitteilte und jede noch so kleine Arbeit im Körper des Patienten aufzeigte. Nur eben in meiner mir eigenen Sprache und nicht auf die Art und Weise, die ich mir vorgestellt hatte. Es kommunizierte mit mir genau gleich wie in meinen Träumen, in einer mir eigenen Symbolsprache. Da ich über keinerlei medizinische Fachkenntnis verfüge, hat mein Helferwesen mir auf diese Weise die Informationen vermittelt. In einer Sprache, die ich verstehen und deuten kann. Das ist ein wichtiger Schlüssel und die ganze Zauberei hinter der Sache. Vertrauen Sie Ihrem Helferwesen und beobachten Sie, egal, was kommt.

Für viele wirkt es ungewohnt, wenn ein Patient zehn Minuten nach seinem Eintreffen bereits still dasitzen und sich behandeln lassen soll, ohne zuvor sein Problem zu schildern. In dem Punkt unterscheidet sich Trance Healing von vielen der anderen Methoden. Bei den meisten Therapieformen steigen Klient und Therapeut mit der Fallbesprechung in die Behandlung ein. Das heißt, der Therapeut lässt sich die Wehwehchen des Patienten beschreiben und passt die Behandlungsmethode den Beschreibungen an.

Im Trance Healing tun wir das nicht, weil das Helferwesen aus der geistigen Welt die Behandlung leitet und nicht das Heilmedium. Die Helfer und Heiler der geistigen Welt kennen nicht nur die Themen des Patienten, sondern auch die Ursachen und Lösungen. Demnach wissen sie auch ohne Schilderung des Patienten, was dieser benötigt. Wir arbeiten im Trance Healing mit einer Intelligenz, die problemlos in der Lage ist, die für die Behandlung benötigten Kräfte zu koordinieren und auf den Plan zu rufen. Darum ist jedes Eingreifen von Seiten des Heilmediums in dieser Phase kontraproduktiv.

Der Mittelteil einer Trance Healing Behandlung und nicht sonderlich spektakulär und wahrscheinlich der Grund dafür, weshalb viele Medien das Heilen nicht besonders sexy finden. Man kann sich als Heilmedium nicht in Szene setzen wie beispielsweise als mentales Medium, und ist zudem abhängig vom Helfer aus der geistigen Welt. Es braucht Mut und viel Selbstvertrauen, sich hinzustellen und zu erklären, dass man lediglich ein Werkzeug ist und auf diesen wesentlichen Teil der Behandlung keinen Einfluss hat. Die meisten Menschen möchten immer etwas zu tun haben und das Gefühl vermittelt bekommen, dass sie wichtig sind oder sogar unersetzlich.

Einem guten Heilmedium ist sonnenklar, dass es in dem Moment der Behandlung tatsächlich unersetzlich ist. Gerade weil es sich hundertprozentig zurücknimmt und nicht in den Prozess funkt. Dieses Nichtstun ermöglicht dem Helfer aus der nichtmateriellen Welt die Heilung zu initiieren. Der sich selbstlos zur Verfügung stellende Mensch ist im Moment der Behandlung die Brücke zwischen den Welten. Niemand sonst ist da, der diesen Job machen könnte. Man ist für den Patienten und für die Helfer aus der nichtmateriellen Welt in diesem Moment alles. Ohne die Energie des Heilmediums geht gar nichts. Das Ego des Heilmediums hat in diesem Teil der Behandlung allerdings rein gar nichts verloren. Gleich noch einmal, damit es sitzt: Im Mittelteil der Trance Healing Behandlung haben Sie nichts zu tun. Nichts, außer dazusitzen und sich in einen tiefen, entspannten Zustand führen zu lassen – in Trance.

Phase 2 dauert in etwas 15 bis 45 Minuten, dann ist dieser Teil vorbei. Fühlen Sie sich berufen, vor den 15 Minuten aus Ihrer Entspannung zurückzukommen, hat die Behandlung entweder nicht funktioniert oder Ihr Patient benötigt etwas anderes als ein Trance Healing. Dauert Ihre Trance länger als 45 Minuten, liegt der Verdacht nahe, dass Sie eingeschlafen sind. Das kommt vor, wenn das Heilmedium nicht in einer guten körperlichen Verfassung oder übermüdet ist.

Phase 3

Die dritte Phase beginnt, wenn Sie aus Ihrer Trance zurückkommen und langsam zum Schluss der Behandlung gelangen. Es gibt aber kein abruptes Ende, sondern Sie erhalten jetzt Gelegenheit zu brillieren und zu zeigen, dass Sie ein verdammt gutes Heilmedium sind. Sie können nämlich jetzt etwas tun, das im heutigen Gesundheitswesen fast gänzlich verschwunden ist. Sie können Mitgefühl zeigen! Sie können Ihren Patienten fragen, wie es ihm jetzt, nach der Behandlung, geht, und wie er sich fühlt. Fragen Sie ihn, ob er etwas gespürt hat, wo in seinem Körper er etwas wahrgenommen hat und natürlich, ob sich seine Leiden in irgendeiner Form verändert haben. Im Schlussteil lassen wir den Patienten erzählen. Phase 3 ist Mitgefühl zeigen und Empathie leben.

Der Patient hatte während Phase 2 zwischen 15 und 45 Minuten Zeit, sich wahrzunehmen und zu beobachten, was sich in ihm verändert hat. Das ist eine ganz schön lange Zeit. Besonders für jemanden, der das nicht gewohnt ist. Wann sind Sie das letzte Mal eine halbe Stunde einfach nur dagesessen? Für viele Menschen ist das mittlerweile eine gigantische Leistung. Eine halbe Stunde ohne Plan, Fernsehen, Handy, Zeitung, Radio, Musik (ich verzichte im Trance Healing bewusst auf Musik). Nur schon diese halbe Stunde Zeit für sich selber hat auf den Patienten eine heilende Wirkung.

Wenn Ihr Patient erzählt, was ihm in der Zeit, in der Sie nichts getan haben, widerfahren ist, hören Sie ganz genau hin und vergleichen die Aussagen des Patienten mit dem, was Sie selber während der Behandlung wahrgenommen haben. Sie erinnern sich bestimmt, dass Sie, wenn Sie in eine Trance geführt werden, durch eine kommunikative Phase reisen. Im Kapitel „Die Stufen der Trance" können Sie das nachlesen. Da steht auch, dass Sie sich nicht auf jeder Stufe der Trance im Tiefschlaf befinden, sondern, je nachdem wo im Patienten gearbeitet wird, auch viele Gedanken haben können.

Auf der kommunikativen Stufe erhalten Sie Informationen, die Ihren Patienten betreffen. Wie schon einmal erwähnt, hat alles, was Sie während der Behandlung an und in Ihrem Körper wahrnehmen – in welcher Form auch immer – mit Ihrem Patienten zu tun und ist Information. Auch Ihre Gedanken, die Ihnen während der Behandlung eingefallen sind, und von denen Sie annehmen, dass es Ihre eigenen Gedanken sind, sind Informationen und haben mit Ihrem Patienten zu tun. Sie müssen nur lernen, diese Informationen einzuordnen.

Indem Sie gut zuhören und abgleichen, können Sie Ihrem Patienten bestätigen, dass er richtig empfunden hat, weil Sie dasselbe wahrgenommen haben. Das fördert sein und Ihr Selbstvertrauen und bestätigt Ihre Kompetenz. Im Gespräch können Sie nun sanft einfließen lassen, was Sie zusätzlich gefühlt haben. Das löst oft Aha-Erlebnisse aus. Der Patient kann so erkennen, was das wirkliche Problem oder die tatsächliche Ursache für sein Leiden ist. Darum geht es; den Patienten die Lösung für sein Thema selber erkennen zu lassen. Die Selbsterkenntnis ist einer der Schlüssel für die Heilung des Menschen und sehr elementar. Darum diagnostiziert nicht das Heilmedium, was dem Patienten fehlt. Das wäre, als ob Sie für Ihre Kinder die Hausaufgaben machen: Keine wahre Hilfe. Das Heilmedium – sofern es die Lösung für die Themen des Patienten erhalten hat – zeigt einen möglichen Lösungsweg auf. Das Problem lösen wird der Patient mit Freuden selber.

Während der Behandlung in Phase 2 ist im Energiefeld und im physischen Körper des Patienten vieles gelöst worden. Viele Themen aber können nicht von außenstehenden Personen oder Kräften gelöst werden. In diesen Fällen liegt die Verantwortung für eine Lösung beim Patienten allein. Das gilt auch dann, wenn der Patient sein Problem unbedingt vom Heilmedium gelöst bekommen will. Lassen Sie sich in solchen Momenten nicht unter Druck setzen. Sie sind das Medium, nicht die Heilung.

Kleiner Tipp: Erzählen Sie Ihrem Patienten in der Abschlussphase so wenig über seinen Gesundheitszustand wie möglich. Bestätigen Sie ihn in den Dingen, die er von sich aus erkannt hat und unterstützen Sie seine positiven Lösungsansätze. Helfen Sie ihm dabei, seine Themen zu entdecken, wenn er damit Schwierigkeiten hat. Nehmen Sie ihm die Angst, wenn Sie fühlen, dass er sich sorgt. Lassen Sie die Worte fließen, die zu Ihnen kommen, während Sie in der Abschlussphase mit Ihrem

Patienten reden, denn meistens werden Sie in dieser Phase von Ihrem Helferwesen inspiriert.

Manchmal kommen noch Geistwesen, Verwandte oder eine nahestehende Person des Patienten aus der geistigen Welt hinzu. Fühlt Ihr Patient diese Person der geistigen Welt und äußert sich darüber, bestätigen Sie ihn darin, dass es Realität und kein Hirngespinst ist, sofern Sie es auch wahrnehmen können. Wenn Sie nichts wahrnehmen, seien Sie ehrlich. Personen aus der geistigen Welt, die in solchen Moment hinzukommen, haben mit dem Thema oder Problem des Patienten zu tun. Egal, was Sie tun oder sagen, fragen Sie sich immer, wo dabei der Nutzen für Ihren Patienten ist. Verhalten Sie sich liebevoll, offen, ehrlich und professionell. Niemals sollte es vorkommen, dass sich Ihr Patient schlechter fühlt als zuvor, wenn er Sie verlässt.

Das gilt auch, wenn Ihr Patient Ihnen mitteilt, dass er nichts gefühlt und nichts bemerkt hat und sein Zustand sich unverändert präsentiert. Respektieren Sie das. Es ist seine Wahrnehmung. Viele Menschen sind für feinstoffliche oder energetische Veränderungen nicht empfänglich oder erkennen diese nicht. Trance Healing wirkt jedoch nach und eine Veränderung kann auch am nächsten oder übernächsten Tag oder in einer

Woche noch geschehen oder bemerkt werden. Teilen Sie ihm das mit und bitten Sie ihn, Sie zu informieren, sollte er später etwas bemerken. Sie würden sich sehr über ein Feedback freuen. Denken Sie in einem solchen Moment daran, dass nicht Sie bestimmen was, wie und wann etwas geschieht. Vertrauen Sie Ihrem Helfer aus der geistigen Welt.

Achten Sie darauf, die Dauer des Gesprächs nach einem Trance Healing zu beschränken. Die komplette Behandlung, von der Begrüßung bis zur Verabschiedung, sollte eineinhalb Stunden nicht überschreiten, denn die Aufnahmefähigkeit eines Menschen ist begrenzt. Vereinbaren Sie, wenn Sie der Meinung sind, dass die Zeit nicht gereicht hat, einen weiteren Termin. Das bringt mehr Erfolg. Überlang dauernde Behandlungen sind mitunter ein Zeichen dafür, dass das Heilmedium überfordert und nicht in der Lage ist, die Dinge auf den Punkt zu bringen.

Wenn Sie diesen Leitfaden in Ihrer Praxis befolgen, kann kaum etwas schiefgehen. Sie werden zufriedene Patienten entlassen und Ihre eigenen Fähigkeiten mit jeder Behandlung stärken; insbesondere Ihre medialen Fähigkeiten, die Sie zu einem Medium machen, das problemlos und zu jeder Zeit mit Geistwesen kommunizieren kann. Das ist ein Nebeneffekt, den Trance Healing mit sich bringt: Die Fähigkeit zu beobachten und zu trennen, was von einem selber, was von einem Patienten und was von einem Geistwesen kommt.

Ich behandle nicht jeden Tag Menschen, das entspricht nicht meinem Naturell. Manchmal kommt es sogar vor, dass ich über zwei Wochen keine Patienten annehme. Das heißt nicht, dass ich nicht erfolgreich Trance Healing praktiziere. Ich bin gut, in dem was ich tue und besonders im stillen Nichtstun in Trance. Und ich freue mich über jede Behandlung, ob sie nun sehr eindrücklich ist oder bescheiden daherkommt. Das ist ganz unterschiedlich.

Einmal behandelte ich eine Frau, die zu mir gekommen war, weil sie etwas für ihren Allgemeinzustand tun wollte. Sie hatte kein spezifisches Problem, wollte einfach an sich arbeiten. Ich ging wie oben beschrieben vor und fragte nach dem Trance Healing, was sie gefühlt hatte. Sie vermeldete, dass sie ein starkes, schmerzhaftes Ziehen in den Beinen wahrgenommen hatte. Als ob jemand etwas aus ihr herausziehen würde. Das war mir natürlich nicht recht, denn Schmerzen wollte ich keine bereiten. Ich selbst hatte keinerlei Anzeichen verspürt, dass an den Beinen gearbeitet wurde. Vielmehr wurde meine Aufmerksamkeit auf alltägliche, familiäre Probleme im mentalen Bereich gelenkt. Als die Frau mein Atelier verlassen hatte, dachte ich nicht mehr an die Behandlung. Ich hatte getan, was ich konnte. Doch es ging nicht lange, da meldete sie sich wieder. Sie bedankte sich sehr aufgeregt. Sie versicherte mir, dass sie vor der Behandlung an beiden Beinen Krampfadern gehabt habe. Diese seien seit der Behandlung verschwunden.

Ich lernte in meiner Karriere schnell, dass nicht jede Behandlung zu Wundern führt und physische Phänomene hervorruft. Das braucht es auch nicht. Ich empfinde jede Behandlung als wunderbar und jede Begegnung mit Wesen der nichtmateriellen Welt als kleines Wunder. Vielleicht, weil ich so lange daran geglaubt hatte, dass nach unserem Erdendasein alles vorbei sein würde, oder weil Begegnungen mit Geistwesen im Trance Healing mich tief berühren und ein Gefühl der Erfüllung hinterlassen. Sogar dann, wenn es nicht so läuft, wie mein Ego es gerne hätte. Die Menschen, die zu mir finden und die ich behandeln darf, bringen mir viel Dankbarkeit und Wertschätzung entgegen. Dafür bin ich wiederum sehr dankbar, denn das ist etwas, das ich in unserer emotional abgekühlten Gesellschaft vermisse. Dank Trance Healing erlebe ich es täglich und das nicht zu knapp.

Fernbehandlungen

Ob wir während der Behandlung unseren Patienten körperlich berühren oder nicht, spielt technisch gesehen keine Rolle. Wir legen die Hand an den Rücken des Patienten, damit dieser und das Heilmedium sich wohl fühlen und entspannen können. Doch die körperliche Berührung hat an und für sich bereits heilende Wirkung. Besonders, wenn sie keinen anderen Hintergrund hat als die Initiierung von Heilung. Auch werden viele Menschen selten bis nie von einem anderen Menschen berührt. Und wenn, dann steckt oft eine Absicht dahinter. Was in unserer Gesellschaft fehlt sind absichtslose, herzhafte Umarmungen. Aus diesem Manko heraus ist auch die *Free Hug Bewegung* entstanden, wo man sich mit einem Schild mit der Aufschrift FREE HUG an einen belebten Platz stellt und wildfremde Menschen umarmt.

Beim Trance Healing berühre ich in der Regel den Patienten am oberen Rücken und ganz selten an einer anderen Stelle. Ich kann auf diese Weise den Patienten besser wahrnehmen als ohne einen Körperkontakt. Zudem befinde ich mich garantiert innerhalb seines Energiefeldes, wenn ich den Patienten körperlich berühre. Da spielt die Musik. Wo am Körper dieser Kontakt stattfindet, ist für die Heilbehandlung jedoch nicht maßgebend. Die geistige Intelligenz, mit der wir arbeiten, durchdringt mühelos alle Ebenen unseres Seins. Sie kann den linken Fuß auch dann behandeln, wenn ich den Patienten an der Schulter anfasse. Sie kann den Patienten auch dann behandeln, wenn ich ihn überhaupt nicht anfasse. Ich brauche die Berührung nur für meinen begrenzten Verstand, weil sie mir und dem Patienten ein Gefühl von Nähe vermittelt.

Darum funktioniert auch die Behandlung aus der Ferne. Ob ich 20 cm oder 200 km von Patienten entfernt sitze, spielt keine Rolle. Auch nicht, ob der Patient weiß, zu welchem Zeitpunkt die Behandlung stattfindet. Unser Helferwesen führt die Behandlung am Patienten auf eine Art und Weise durch, die keine seiner Tätigkeiten stört oder beeinflusst. Falls nötig, wartet das Helferwesen, bis der richtige Zeitpunkt eingetroffen ist. Beispielsweise, wenn der Patient eingeschlafen ist. Auch eine direkte Behandlung wirkt manchmal zeitversetzt. Für Fernbehandlungen haben sich bei mir in den letzten Jahren drei Techniken besonders bewährt. Sicherlich gibt es noch weitere Arten. Ich habe mich für die drei nun folgenden Techniken entschieden, weil ich sie am Effektivsten finde – und bin gespannt, welche Methode Sie bevorzugen.

Der Booster

Für jede Fernbehandlung verlange ich von meinem Patienten ein Foto, damit ich ihn mir vorstellen kann. Kenne ich ihn persönlich, ist das nicht notwendig. Es würde auch funktionieren, wenn ich nur den Namen wüsste. Ich schätze es aber, einen Menschen zu sehen. Das macht ihn für mich zum Menschen. Zudem kann ich mich besser auf ein Bild als auf einen Namen konzentrieren.

Der Booster ist die einzige Technik im Trance Healing, die einen Moment intensive Konzentration und nicht nur Achtsamkeit verlangt. Das bildliche Vorstellen einer Person und deren Bild dann für einige Minuten zu fokussieren, ist manchmal anstrengend. Es ist aber zumutbar, da es nur für eine kurze Zeitspanne nötig ist.

Übung 4

Nehmen Sie das Bild Ihres Patienten in die Hände und schauen Sie es sich gut an. Atmen Sie dabei genau gleich wie bei den vorangegangenen Übungen und entspannen Sie sich. Lassen Sie los und kommen Sie an. Fühlen Sie Ihre starke Verbindung zur Erde – und damit zu allem was und allen die sich darauf befinden. Alles ist eins.

Ihr Energiefeld beginnt automatisch, sich auszudehnen. Diese Ausdehnung beschränken Sie um sich und das Bild des Patienten herum. Sie brauchen für eine Booster Behandlung kein unendlich weites Energiefeld, sondern eine konzentrierte, verdichtete Energie um sich herum, die ganz klar begrenzt ist.

Schließen Sie nun die Augen und fokussieren Sie das Bild Ihres Patienten, das Sie sich durch das Betrachten des Fotos eingeprägt haben. Laden Sie das Wesen, den Geist Ihres Patienten in Ihr Energiefeld ein und bitten zudem Ihr Helferwesen, ganz nah zu Ihnen zu kommen. Sagen Sie in Gedanken oder laut: „Bitte arbeite mit mir, für den Menschen auf dem Bild. Ich erlaube es dir." Ihr Helferwesen braucht Ihnen kein Zeichen der Präsenz zu geben. Ihre Konzentration, ihr Fokus soll ganz und gar auf das Bild Ihres Patienten gerichtet bleiben, das Sie vor Ihrem geistigen Auge visualisieren. Halten Sie es konzentriert vor Ihrem geistigen Auge fest. Sogar wenn das Bild zu verschwinden droht oder kurz verschwindet, stellen Sie es scharf oder holen Sie es zurück. Konzentrieren Sie sich darauf. Nach wenigen Minuten werden Sie feststellen, dass sich Ihre Konzentration in eine große Leere wandelt und das Bild endgültig schwindet. Das ist das Zeichen, dass die Behandlung zu Ende ist.

Bedanken Sie sich bei ihrem Helferwesen, entspannen Sie Ihren Geist und kehren Sie mit der Aufmerksamkeit zurück in den Raum. Die Booster Behandlung ist bereits abgeschlossen.

Der ganze Spuk dauert drei bis maximal fünf Minuten und hat oftmals erstaunliche Wirkung. Durch die starke Konzentration stellen wir der geistigen Welt innert kürzester Zeit eine große Menge an physischer Energie zur Verfügung. Diese wird zur physischen Heilung des Patienten verwendet. Manchmal unmittelbar, manchmal zeitversetzt.

Während öffentlicher Demonstrationen benutze ich diese Technik, um an Menschen im Raum eine physische Reaktion hervorzurufen. So kann ich die Wirkung von Trance Healing unmittelbar veranschaulichen.

Die Wirkung einer Booster Fernbehandlung sollten Sie auf keinen Fall unterschätzen. Wenn Sie durch reine Konzentration genügend Energie zur Verfügung stellen, ermöglichen Sie der geistigen Welt, das physischen Energiefeld des Patienten innert kürzester Zeit zu verändern.

Stellen Sie sich vor, Sie würden professionell arbeiten und hätten eine Menge Anfragen für Fernbehandlungen. So viel, dass Sie mehrere Behandlungen hintereinander durchführen müssten oder gar eine ganze Liste abarbeiten. Da können Sie nicht für jeden Ihrer Patienten eine Stunde oder mehr aufwenden. Mit einem fünf Minuten Aufwand pro Klienten ist aber ganz schön viel zu schaffen.

Viele Heilmedien bieten mittlerweile an, in einer bestimmten Zeitspanne mehrere Behandlungen durchzuführen. Dabei arbeiten sie offensichtlich mit dieser oder einer ähnlichen Technik. Anders wären die vielen Behandlungen gar nicht zu bewerkstelligen.

Probieren Sie den Booster einmal aus und experimentieren Sie ein wenig damit. Sie werden sich selber überraschen. Stellen Sie aber sicher, dass ihre Motivation das Heilen bleibt und das Ganze nicht zu Effekthascherei wird. Ein Heilmedium spielt nicht mit Patienten, sondern stellt sich zur Verfügung um helfend zu unterstützen.

Jede intensive geistige Konzentration auf ‚Etwas' stellt für dieses ‚Etwas' physische Energie zur Verfügung. Konzentrieren Sie sich zum Beispiel in Panikzuständen intensiv auf Angst, verstärkt sich der Panikzustand und hat mitunter starke physische Auswirkungen. Weil Sie die Angst mit physischer Energie füttern, hat das Auswirkungen auf den Körper und kann zu Erbrechen, Schwindel oder körperlichen Schmerzen führen. Da es Ihre eigene Angst ist, betrifft sie Ihren eigenen Körper. Das ist wie bei einer Selbstbehandlung, lediglich in die falsche Richtung. Wenn Sie dieses Prinzip verstehen und die Abläufe erkennen, können Sie es für sich und Ihr Wohlbefinden nutzen und sogar bei der nächsten Panikattacke das gemeine Muster hinter dem Egospielchen aufdecken.

Aber reden wir nicht von Selbst-, sondern von Fernbehandlungen und schauen die nächste Methode an. Da geht es gemütlicher zu und her als beim energetischen Booster.

Das Zeitgeschenk

In unserer schnelllebigen und gewinnmaximierten Zeit schenken wir uns selbst und anderen immer weniger Aufmerksamkeit. Wir erledigen zwar alles schneller als früher, haben jedoch deutlich weniger Zeit füreinander. Das ist mitunter ein Grund für viele Leiden. Mit dem Zeitgeschenk können Sie Akzente in Richtung Entschleunigung geben und eine Ausnahme sein. Vereinbaren Sie mit Ihrem Patienten einen Termin und führen Sie eine vollwertige Behandlung durch. Der einzige Unterschied zwischen der Behandlung in Ihrem Praxisraum und der Fernbehandlung ist, dass Sie gemütlich in Ihrer Wohnung sitzen und der Patient in der seinen.

Energetisch gesehen sind Distanzen reine Illusion. Wir sind alle ein Teil des Ganzen und immerfort miteinander verbunden. Alles Leben ist eins. Darum ist es sinnlos, sich gegenseitig umzubringen. Wenn wir töten, dann töten wir immer auch einen Teil von uns selber. Wenn wir heilen, dann heilen wir immer auch einen Teil von uns selber.

Wichtig bei dieser Behandlungsmethode ist, dass Heilmedium und Patient sich zeitgleich hinsetzen. Es ist die gleiche Behandlung, wie wenn Sie diese eins zu eins durchführen, und das gleiche Vorgehen. Ihr Patient kann und soll sich entspannen und beobachten, was sich in seinem Körper verändert. Sie als Heilmedium konzentrieren sich hier lediglich einen kurzen Augenblick auf das Bild Ihres Patienten. Dann entspannen Sie sich, dehnen sich aus und schaffen den energetischen Raum, in den Sie Ihren Patienten einladen. Verbinden Sie sich mit ihrem Helferwesen und bitten Sie es, mit Ihnen für Ihren Patienten zu arbeiten. Danach lassen Sie alles los, auch das innere Bild Ihres Patienten, achten sich nur noch auf Ihren Atem und lassen sich in die von Ihrem Helferwesen benötigte Stufe der Trance führen. Auch hier haben alle Gedanken und Empfindungen, die Sie während der Behandlung wahrnehmen, mit Ihrem Patienten zu tun. Es besteht *kein* Unterschied zur normalen Trance Healing Behandlung. Ich notiere mir dann jeweils nach der Behandlung die wichtigsten Eindrücke und teile diese dem Patienten schriftlich oder per Telefon mit. Auch freue ich mich immer darüber, zu erfahren, was der Patient wahrgenommen hat.

Behandlungen mit dieser Technik haben eine erstaunliche Wirkung und funktionieren sogar über Drittpersonen! Eine Freundin von mir, eine Shiatsu-Therapeutin, behandelte eine Ihrer Patientinnen während Wochen wegen eines Schleudertraumas, das die Frau über Jahre hinweg geplagt hatte – leider mit wenig Erfolg. Nach jeder Behandlung war es zwar kurzfristig besser, die Schmerzen tauchten aber nach wenigen Tagen immer wieder auf.

Meine Freundin bat mich um Hilfe. Sie hatte die Patientin vorab gefragt, ob sie zuliesse, dass ich sie während einer Shiatsu-Behandlung zusätzlich aus der Ferne mit Trance Healing behandeln würde. Da die Patientin zustimmte, stand dem nichts im Weg. Ich hatte kein Bild der Patientin. Darum stellte ich mir während der Behandlung die Shiatsu-Therapeutin bildlich vor, denn diese hatte ja Körperkontakt mit der Patientin. Den Zeitpunkt der Behandlung hatten wir im Vorfeld besprochen, das Feedback überraschte alle Beteiligten:

Die Shiatsu-Therapeutin startete zuerst mit ihrer Behandlung, die sie aber nach kurzer Zeit abbrechen musste. Sie fühlte eine starke Kraft, als ich das Trance Healing startete, die sie daran hinderte, weiterzumachen. Diese Kraft wies sie an, sich neben die am Boden liegende Patientin zu setzen und die Füße festzuhalten. Wie sie mir erzählte, wäre sie zu etwas Anderem gar nicht mehr fähig gewesen. Die Patientin lag die ganze Zeit ruhig und still da. Es gefiel ihr sehr gut. Sie entspannte sich vollkommen und wirkte nach der Behandlung gelöst. Das Schleudertrauma und die damit verbundenen Schmerzen blieben danach während Monaten aus und kehrten in der zuvor erlebten Intensität nie wieder zurück.

Offensichtlich hatte sich die Heilenergie durch die Anwesenheit der Therapeutin innerhalb des Prozesses sogar verstärkt. Was bestätigt, dass Energien zusammenarbeiten und nicht gegeneinander wirken, sofern die gleiche Grundmotivation besteht. Je mehr Menschen mit der gleichen Motivation sich zusammentun, umso stärker die Wirkung. Diesen Umstand nutzen wir bei der dritten Methode, der Gruppen-Fernbehandlung. Ich nenne diese Technik *Gemeinsame Stärke.*

Gemeinsame Stärke

Die wundervolle Eigenschaft dieser Methode ist, dass wir mehrere Patienten gleichzeitig behandeln können. Das macht sie effizient und hilfreich. Sie setzt allerdings voraus, dass sich zeitgleich mehrere Heilmedien zur Verfügung stellen.

Für mich ist diese Technik ein Highlight des Trance Healing und ich praktiziere sie während jedem Kursweekend und an Übungstagen. Denn es ist ein wundervolles Gefühl für ein Heilmedium, sich gemeinsam mit gleichgesinnten Menschen mit der Motivation zu Heilen in eine tiefe Trance führen zu lassen. Das Zusammenführen der heilenden Kräfte und der unterschiedlichsten Helferwesen aus der geistigen Welt löst unbeschreibliche Gefühle aus und ist bereits Heilung pur. Und das Trainieren dieser Technik ist kinderleicht.

Die arbeitenden Heilmedien platzieren sich in einem Kreis und der Patient, der entspannen und genießen kann, setzt sich auf einen Stuhl oder legt sich auf eine Matte in der Mitte des Kreises. Jedes Heilmedium entspannt sich, genau gleich wie in den vorangegangenen Übungen, über seinen Atem und dehnt sich aus. Während des Ausdehnens verbinden sich die Energiefelder der Medien zu einem einzigen, starken Feld. Der Patient sitzt mittendrin.

Nun bittet jedes Heilmedium sein Helferwesen, näher zu kommen und mit ihm für den Patienten zu arbeiten. Das kann auch ein einzelnes Medium für alle erledigen, damit die Wirkung zeitgleich wahrgenommen werden kann. Danach lassen alle los und sich in eine entspannte Trance führen. Alle Kräfte wirken gemeinsam. Wobei jedes Medium für sich allein in einen Trance Zustand geführt wird. Die einen Medien sinken in eine Tieftrance, die anderen verbleiben unter Umständen auf einer kommunikativen oder einer anderen Ebene, je nachdem was in diesem Augenblick benötigt wird.

Da sich Energien immer ergänzen und verstärken, ist das für mich die Königin der Trance Healing Behandlungen. Probieren Sie es aus! Ich kann es nur empfehlen. An Stelle eines Patienten können Sie auch ein Foto, einen Namen oder eine Liste mit Namen ins Zentrum setzen. Wenn Sie im Anschluss ein Feedback von Patienten erhalten, deren Bilder im Zentrum des Kreises gelegen haben, werden Sie vielleicht überrascht sein.

Auch die unterschiedlichen Empfindungen und Informationen der einzelnen Medien während der Behandlung, die wie bei einer Einzelbehandlung immer den oder die Patienten betreffen, ergänzen sich zu einer einzigen, besonderen Nachricht, die viele Aspekte des Patienten und der Behandlung zu Tage fördern. Schließlich spiegelt sich in jedem Medium ein anderer Aspekt des gleichen Patienten.

Proxyhealing

Steven Upton überraschte uns damals während seines Seminars mit dem Begriff „Proxyhealing", was soviel heißt wie Stellvertreter-Heilung.

Im Proxyhealing nehmen wir als Heilmedium einen beliebigen Gegenstand in die Hand, zentrieren und verbinden uns mit der geistigen Welt und bitten unser Helferwesen, näher zu kommen und mit uns zu arbeiten. Wir stellen uns vor, wie Energie aus dem Kosmos in den Gegenstand fließt.

Die Absicht hinter der Übung ist der „Auftrag" für das Helferwesen. Wir wollen die Energie des Gegenstandes wie einen Magneten aufladen, sodass er eine für seinen Besitzer heilende Wirkung erhält. Übergibt man den Gegenstand danach seinem Besitzer, und ist dieser feinfühlig genug um Energien wahrzunehmen, wird eine Wirkung meist umgehend bestätigt. Wir übten das bei Steven mit Papiertaschentüchern. Diese sind klinisch sauber hergestellt und somit nicht von Fremdenergien vorbelastet.

Alles ist Energie, und Energie speichert alle Informationen, die ihr begegnen – also auch die Absicht, damit Gutes zu tun. Vielleicht klingt das für Sie etwas gar fantastisch. Das war es für mich anfänglich auch. Doch nach näherem Betrachten musste ich zugeben, dass es tatsächlich funktioniert.

In der Medialität kennen wir den Begriff Psychometrie. Das ist die Kunst, aus Gegenständen Informationen über frühere oder gegenwärtige Besitzer herauszufiltern. Das funktioniert. Ein geübtes Medium kann mit Hilfe Ihrer Armbanduhr, die Sie häufig tragen, Unmengen von Informationen über Sie erhalten. Auch dann, wenn es Sie nicht kennt oder nicht weiß, wer Sie sind.

Wasser speichert bekanntlich auch alle Informationen und verändert, je nach Information, sogar seine Struktur. Das wurde lange als Hirngespinst der Esoterikszene abgetan, ist heute aber etabliert und bewiesen. Wasser ist nicht nur H2O, also zwei Teile Wasserstoff und ein Teil Sauerstoff. Da ist noch ein drittes Element im Spiel, das Wasser erst zu Wasser macht, und niemand weiß, was es ist.

Die Wasserkristallbilder des japanischen Forschers Masaru Emoto sind vielfach um die Welt gegangen. Allerdings ist ihre wissenschaftliche Gültigkeit angreifbar, weil sie nicht, wie die Wissenschaft es fordert, eindeutig reproduzierbar sind. Emoto hatte gezeigt, dass Musik, Worte, Gedanken, Gebete, Elektrosmog, Bilder, aber auch einfach Schrift die Wasserstruktur verändert, d. h. das Wasser unterschiedlich informiert.

Es gibt eindeutigere wissenschaftlichere Beweise. Der Diplomphysiker Dr. Wolfgang Ludwig vom Institut für Biophysik in Horb formulierte auf die Frage nach dem Informationsgehalt von Wasser bereits vor Jahren eindeutig: "Wenn man Wasser reinigt, selbst wenn man es destilliert, sind die Informationen der Schadstoffe, also deren elektromagnetische Schwingungen, nach wie vor nachweisbar". Dr. Ludwig hatte die Frequenzen bzw. die auf Schwingungsebene vorhandenen Informationen von verschiedenen bekannten Heilwässern aus Quellen wie in Lourdes, Fatima und San Damiano getestet und fand in diesen Wasserproben spezifische Eigenfrequenzen, die den menschlichen Gehirnwellen entsprechen, wie sie mit einem Elektroenzephalogramm (EEG) erfasst werden können. Diese Gehirnwellen entsprechen wiederum den natürlichen Frequenzen des Magnetfeldes unserer Erde, was eine mögliche Erklärung für die Heilkraft dieser Wässer sein könnte.

Die Praxis hat das schon viel länger bewiesen, in der Homöopathie. Auch hier gab es einen jahrzehntelangen Kampf um Anerkennung. Homöopathische Mittel enthalten keine materiellen Wirkstoffe mehr und konnten nach schulmedizinischer Meinung keinerlei Wirkung auf den Patienten haben. Homöopathische Mittel sind nämlich so stark verdünnt, dass nur noch die Information enthalten ist. Inzwischen sind aber Millionen von Menschen durch sie geheilt worden. (Quelle: www.gesund-durch-wasser.de)

Wenn all das und noch viel mehr funktioniert, warum sollten wir Menschen dann nicht im Stande sein, Gegenstände energetisch aufzuladen, sodass sie eine heilende Wirkung haben? Ich denke, dass die Heilfähigkeiten unseres Körpers weit über das hinaus gehen, was uns irgendjemand zu glauben erlaubt hat.

Besonders starke Resultate beim Aufladen von Wasser erzielen wir immer wieder an Kursen und während der Lehrgänge. Statt Namen oder Bilder stellten wir gefüllte Wasserflaschen in die Mitte des im vorigen Kapitel beschriebenen Heilkreises. Das energetisch aufgeladene Wasser schmeckt immer anders als das nicht aufgeladene und hat eine heilende Wirkung. Kursteilnehmer bemerken den Unterschied immer sofort.

Schon wieder Pause

Es gibt noch vieles zu erzählen und zu entdecken, doch wir sind bereits am Ende von Teil 2 angelangt. Ich hoffe, es hat Ihnen wieder zugesagt. Nutzen Sie, wann immer Sie können, die Techniken und Hilfsmittel und unterstützen Sie Ihre Mitmenschen. Je mehr und öfters Sie Anderen helfen, ohne Ihre Hilfe von irgendetwas abhängig zu machen, umso schneller und stärker entwickelt sich Ihre Medialität. Die Erfahrungen, die Sie dabei sammeln, zeichnen Ihre neue Realität und damit Ihr neues Leben. Verändern Sie die Lebensbereiche, die Sie anders haben möchten. Stärken Sie, was Ihnen am Herzen liegt. Seien Sie kreativ. Es ist *Ihr* Leben.

Es gibt im Leben keinen Verlust, wenn man loslässt. Und es gibt kein Scheitern, wenn man zulässt. Es ist einfach Leben. Und Leben ist Veränderung. Leben ist Energie. Leben ist Liebe. Leben beinhaltet alles. Scheitern und Gewinnen. Leben ist ein Spiel. Die Götter spielen gerne auf dem Schachbrett des Lebens. Mal gewinnt man, mal verliert man. Manchmal hat man Karten die stechen, manchmal nicht. Es geht im Leben aber nicht um gewinnen oder verlieren. Es geht um das Spiel des Lebens, das alles, auch das vermeintliche Verlieren, in einen Gewinn wandeln kann.

Bleiben Sie dran, wenn es Ihnen gefallen hat. In Teil 3 tauchen wir dann weiter in die heilende Trancearbeit ein. Wir nutzen dabei alle unsere Erfahrungen und lassen neue, kreative Energien dazu kommen. Lassen Sie sich überraschen! Es steckt mehr in Ihnen, als Sie zu glauben wagen. Denn Ihre Fähigkeiten gehen weit über das hinaus, was Ihnen irgendjemand jemals zu glauben erlaubt hat. Sie sind Einzigartig.

Herzlich,

Ihr Hampi van de Velde

Danksagung

Es ist eine Freude und ein Geschenk, eine Arbeit tun zu dürfen, wo das Zusammenspiel zwischen der diesseitigen und der jenseitigen Welt hautnah und intensiv miterlebt werden kann. Sei es in der Praxis, in Kursen oder beim Schreiben. Es ist ein wundervolles Gefühl, Teil von etwas zu sein, das die Kraft in sich birgt, die Leben vieler Menschen positiv und nachhaltig zu verändern.

Ich danke meiner Familie in der diesseitigen und jenseitigen Welt von Herzen für die liebevolle Unterstützung und die Geduld. Dank ihnen habe ich den Raum und die Möglichkeiten, meine Visionen und Ziele zu verwirklichen und jeden Tag aufs Neue ein erfüllendes Glücksgefühl zu erfahren.

Auch danke ich aus tiefstem Herzen allen, die zur Entstehung und Veröffentlichung dieses Buches beigetragen haben. Alleine hätte ich das nie geschafft.

Danke.

Gebet

Wenn das einzige Gebet, das du sprichst, aus nur einem Wort besteht, dann kenne ich dein Gebet.

Und wenn dieses Wort in den Herzen aller Menschen seinen Platz erhält, dann weiß ich, dass mein Gebet erhört wurde.

Wie kann ein einzelnes Wort ein Gebet sein?

Es kann ein Gebet sein, weil es nicht um das Wort geht. Es geht um das Gefühl das du mit dem Wort verbindest.

So sind mein Wort und mein Gefühl zum Ausdruck gekommen, als ich innehielt, meinem Atem lauschte und Gott mit meinem Herzen sagen hörte:

„DANKE".